Wie man eine Chinesische Arzneimittelrezeptur erstellt

Wie man eine Chinesische Arzneimittelrezeptur erstellt

Eine rationelle, schrittweise und methodische Anweisung

von
Bob Flaws

Deutsche Übersetzung von
Dr. Michael Grandjean

Verlag für Ganzheitliche Medizin Dr. Erich Wühr GmbH
Kötzting / Bayer. Wald

Die Deutsche Bibliothek - CIP-Einheitsaufnahme

Flaws, Bob:
Wie man eine chinesische Arzneimittelrezeptur erstellt : eine
rationelle, schrittweise und methodische Anweisung / von Bob
Flaws. Dt. Übers. von Michael Grandjean. – Kötzting/Bayer.
Wald : Verl. für Ganzheitl. Medizin Wühr, 1996
   ISBN 3-927344-14-1

Haftung: Sämtliche Angaben in diesem Buch sind nach bestem wissenschaftlichen Können der Autoren gemacht. Eine Gewähr übernehmen der Verlag und die Autoren nicht, insbesondere die Behandlung betreffend. Es bleibt in der alleinigen Verantwortung des Lesers, diese Angaben einer eigenen Prüfung zu unterziehen. Wenn er die Methoden, die in diesem Buch beschrieben sind, an Patienten anwenden will, so tut er dies auf eigene Verantwortung und Haftung.

ISBN 3-927344-14-1

Satz und Layout: Satz & Grafik Ritter, D-92711 Parkstein

Druck: Druckhaus Oberpfalz, D-92224 Amberg

Inhaltsverzeichnis

Teil 1

Teil 2

Anhang

Vorwort

Der Wunsch nach einer Behandlung mit „natürlichen" Heilmethoden wird bei unseren Patienten immer größer. Ermutigt durch die immer wieder berichteten Erfolge der Akupunktur war es eine Frage der Zeit, auch andere Behandlungsmöglichkeiten der Chinesischen Medizin kennenzulernen. Die Öffnung der Grenzen und das Näherrücken der Kontinente führt zwanglos dazu, sich damit auch anderen Möglichkeiten und Wegen der Traditionellen Chinesischen Medizin (TCM) zu widmen.

Ein Blick in das aus dem Amerikanischen übersetzte Werk macht deutlich, daß hier traditionelle Naturheilverfahren zur Anwendung kommen. Wie auch hier haben „die Götter" vor die Therapie die Diagnose gesetzt. Die dargestellten Findungsmöglichkeiten der Beurteilung des Beschwerdebildes der Patienten, um zu einer Diagnose zu gelangen, ähneln letztlich dem Kern der Naturheilweise – der Ordnungstherapie. Gestaltet man eine Symbiose aus den verschiedenen Betrachtungen, kann in diesem Falle eine hilfreiche Behandlung abgeleitet werden. Doch wie in allem fußt dies nur auf der fundierten Diagnose. Die TCM fokussiert vor allen Dingen auf eine Medizin des Sehens, Fühlens und Tastens – häufig anerkannte Grundbegriffe, die leider unter dem Blickwinkel der zunehmenden Apparatemedizin verloren zu sein scheinen.

Die in der TCM geprägten Begriffe der Disharmoniemuster lesen sich einfach, sind aber schwer in unserem Praxisalltag umzusetzen. Das Schwierigste dürfte sein, sich die vorgegebenen Denkweisen zu eigen zu machen. Aber hier liegt der Schlüssel für eine korrekte *bian zheng* Diagnose. Daraus die richtige Rezeptur abzuleiten, ist die zu erlernende vorgestellte Kunst. Im folgenden wird eine alternative Behandlungsmöglichkeit vorgestellt, die für unseren Begriff von Naturheilverfahren typisch ist. Gestörte Organfunktionen des Patienten werden entsprechend der festgestellten Disharmonie wieder einreguliert. Die Kunst des Therapeuten liegt im Erkennen, in welchem Zusammenspiel der betreffende Organismus gestört ist. Die Therapie führt zur physiologischen Organtätigkeit zurück. Hilfen zur Selbsthilfe des Körpers geben, das ist das Geheimnis. Doch sollten wir dabei unsere erlernten Fähigkeiten in der wissenschaftlichen Medizin nicht über Bord werfen, sondern nur dann zu anderen Möglichkeiten greifen, wenn einem die Komplexität der *bian zheng* Diagnostik vertraut und die abzuleitenden therapeutischen Prinzipien eigen sind. Gelingt dies, sind die Grenzen beider Systeme zum Wohle unserer Patienten überbrückt und ermöglichen eine sinnvolle Integration der TCM in unsere medizinische Vorstellung, sei es in der Diagnostik oder in der Rezeptur.

Prof. Dr. med. E.-G. Loch

Wiesbaden, im November 1995

Vorwort des Übersetzers

Ich möchte mich bei Erich Wühr bedanken, der mir die Gelegenheit gab, dieses Büchlein zu übersetzen. Grundsätzliche Unterschiede zwischen den so verschiedenen Denkweisen in Fernost und bei uns wurden mir durch die Übersetzungsarbeit erst so richtig bewußt, und der Grad der eigenen medizinischen Metamorphose zeigte sich nach und nach. Ich wurde mir auch bewußt, meine eigenen Patienten und auch meine Familie manchmal zu sehr „chinesisch" gesehen zu haben.

Das chinesische Medizinsystem ist aber so faszinierend logisch und in den meisten Fällen so effektiv, daß es für mich eine Verpflichtung ist, dieses auf den ersten Blick so unverständliche Gedankengut westlich orientierten Medizinern und auch Laien näherzubringen.

Ich freue mich darüber auf diesem Wege die Unterstützung von zwei Vertretern der westlichen Schulmedizin gefunden zu haben:

Herr Prof. Dr. G. Loch – Fachbereich Gynäkologie an der Deutschen Klinik für Diagnostik, Wiesbaden – erklärte sich bereit, das Vorwort zu schreiben.

Herr Prof. H. A. Dieterich war mir ein aufmerksamer Zuhörer bei mancher Diskussion über dieses scheinbar so befremdliche Thema. Er gab mir die Gelegenheit, in einem schulmedizinischen Standardwerk Grundzüge der TCM bei der Behandlung der koronaren Herzkrankheit für westlich ausgebildete Ärzte und Studenten darzustellen.

Ich möchte an dieser Stelle betonen, daß TCM Schulmedizin ist, nur eben in einem anderen Kontinent.

Bedanken möchte ich mich bei meiner Familie, der ich durch die Übersetzungsarbeiten oftmals fehlte, insbesondere aber bei meiner Frau, die Korrektur las.

Wir bedanken uns bei dem Autor des „Arzneibuch der Chinesischen Medizin" (Deutscher Apothekerverlag), Herrn Mag. pharm. et phil. Erich Stöger, für die Hilfe bei der Klärung der Terminologie der chinesischen Arzneien, die im englischen Original unklar war.

Unser besonderer Dank gilt Herrn Dr. Andreas Höll für die sachverständige Korrektur des deutschen Manuskripts.

Raunheim, im August 1995

Dr. med. Michael Grandjean

Vorwort des Autors

Weil ich den größten Teil meines Lebens mit der Lehre oder dem Schreiben über Traditionelle Chinesische Medizin (im folgenden TCM genannt) verbringe, wurde ich oft gebeten, auch über die Verordnung chinesischer Heilpflanzen zu schreiben.

Mehr und mehr Akupunkteure scheinen diese Therapiemöglichkeit in ihr Repertoire aufnehmen zu wollen. Sogar Chirotherapeuten und Naturheilkundler verordnen anscheinend routinemäßig chinesische Heilpflanzen. Das ist auf die mittlerweile leichte Verfügbarkeit chinesischer „Fertigpräparate" zurückzuführen, die von amerikanischen Firmen vertrieben werden.

Aber die Fragen über die Verordnung chinesischer Heilpflanzen erfüllen mich immer etwas mit Sorge.

Am häufigsten werde ich gefragt, welche bestimmte (westliche) Krankheit mit der TCM-Rezeptur zu behandeln sei. Oder aber man beschreibt mir einen Problempatienten und möchte wissen, welche Rezeptur helfen könnte. Manchmal sind es sogar auch Patienten, die mich anrufen und Fragen zu einer bestimmten Rezeptur haben, die sie gerade von einem anderen Behandler bekommen haben. In neun von zehn Fällen sind diese Fragen darauf zurückzuführen, daß die Diagnose oder auch der Therapieplan nicht ausreichend genau formuliert wurden, und zwar entsprechend den professionellen und methodischen Prinzipien der TCM.

Allzu oft scheinen mir Patienten, aufgrund falscher Voraussetzungen und Halbwahrheiten fehlerhafte Rezepturen zu bekommen.

Eines der fundamentalsten Probleme während solcher Diskussionen mit meinen amerikanischen Kollegen scheint darin zu liegen, daß die Mehrheit offenbar nicht in der Lage ist, ihre Fragen im Rahmen der TCM zu strukturieren oder auf der anderen Seite von der TCM-Diagnose zu einem therapeutischen Ansatz zu kommen. In anderen Worten: das Problem liegt in ihrem Wissensstand und nicht unbedingt in meiner besseren Kenntnis einer Rezeptur für das gerade vorliegende Problem.

Gewöhnlich muß ich ganz bis zur Anamnese zurückgehen und mit den Kollegen schrittweise die diagnostischen und therapeutischen Schritte durchgehen, bis sie ganz von alleine auf die richtige Rezeptur kommen.

Aus der Perspektive des Lehrers sind viele der Probleme bei der Formulierung einer Rezeptur auf den Mangel an korrekt übersetzter amerikanischer Literatur zurückzuführen.

Die korrekte Methodik liegt im Chinesischen klar auf der Hand, aber ihre schrittweise Klarheit und Logik geht bei der Übersetzung verloren oder wird zumindest unscharf. Aufgrund unterschiedlicher Lehrstile und unkorrekter Benutzung unserer Terminologie scheint es mir, daß westliche Studenten nicht den Schlüssel zur TCM-Methodologie finden.

Nachdem ich wegen der geschilderten Probleme fast krank geworden bin, haben mich zwei Dinge dazu bewogen, das Problem durch Schreiben zu katalysieren.

Erstens forderte mich ein anderer Verlag dazu auf, eine Rezension über ein Buch zu schreiben, das sich mit chinesischer Phytotherapie für westliche Ärzte beschäftigt. Am Anfang dieses Buches stellte der Autor gleichfalls fest, daß es in den Vereinigten Staaten weit verbreitete Schwierigkeiten bei der chinesischen Pflanzentherapie gibt. Anstatt nun das chinesische System zu klären, versuchte der Autor ein neues System zu implementieren mit der Zielsetzung der besseren Lernbarkeit und Anwendbarkeit.

Aus meiner Sicht ist dieses neue System weitaus weniger klar und präzise als das chinesische.

Bei der Kritik des neuen Systems wurde mir die Klarheit und Genauigkeit des chinesischen Systems immer bewußter. Folglich erschien es mir notwendig, die chinesische Methode selbst auch deutlicher darzustellen.

Zweitens bat mich Mark Seem, Gründer und Direktor des Tristate Instituts für TCM in Stamford, Connecticut, eine Abteilung für chinesische Pflanzenheilkunde zu gründen und an ihr zu unterrichten. Dafür habe ich den ersten Teil dieses Buches geschrieben. Ich hoffe, daß Lehrer und Studenten anderer Schulen dieses Buch nützlich und „klärend" finden.

Wie bereits erwähnt, liegt eines der Probleme beim Lehren und Praktizieren der Chinesischen Medizin in den Vereinigten Staaten darin begründet, daß nicht genügend genau übersetzte, standardisierte und professionelle Terminologie zur Verfügung steht. Obwohl ich nicht durchgehend mit der Terminologie von Nigel Wiseman et al. einverstanden bin, habe ich sie dennoch gewählt, weil sie auch im Glossar der chinesischen medizinischen Begriffe und Akupunkturpunkte benutzt wird. Die Identifikationen chinesischer Heilkräuter basieren auf der Materia medica von *Bensky* und *Gamble*. Obwohl ich auch hier mit einigen Punkten ihrer lateinischen Terminologie nicht einverstanden bin, habe ich ihre botanische Identifizierung benutzt. Dieser lateinischen Identifizierung folgen dann die Pinyin-Begriffe. Arzneien, die nicht in der Materia medica von *Bensky* und *Gamble* zu finden sind, habe ich mit Hilfe der "Oriental Materia Medica" von *Hsu Hong-Yen* eingeordnet.

Der zweite Teil dieses Buches besteht aus einer Sammlung von über 160 Modifizierungen der klassischen Rezeptur *Si Wu Tang* (Dekokt aus Vier Wertvollen Bestandteilen).

Diese Modifizierungen sind deswegen so interessant, weil sie exemplarisch klar machen, wie wichtig eine korrekte Modifizierung im klinischen Alltag ist. Sie wurden aus verschiedenen Quellen entnommen und übersetzt.

In der Volksrepublik China werden Akupunkteure und Phytotherapeuten in verschiedenen Kollegs ausgebildet. Sie erhalten unterschiedliche Grade (degrees). Akupunkteure verordnen außer einigen einfachen Fertigpräparaten keine Heilkräuter. Gleiches gilt sinngemäß für die Phytotherapeuten. Diejenigen Studenten, die einen akademischen Grad in Pflanzentherapie erwerben wollen, dürfen die Komposition der Rezepturen erst dann studieren, wenn sie verschiedene andere Kurse mit Erfolg absolviert haben.

Als erstes studiert man die grundlegenden Dinge der TCM: Anatomie und Physiologie, Krankheitsentstehung und Krankheitsmechanismen. Dann folgt das Studium der „Vier Methoden" zur Differenzierung von Disharmoniemustern.

Dann folgt das Studium von *ben cao* (Materia medica).

Ohne Grundkenntnisse der Materia medica die Kunst der Rezeptierung verstehen zu wollen, ist so ähnlich wie das Schreiben eines Aufsatzes ohne Kenntnis des ABC.

Nun folgt das Studium von Rezepturen und Verordnungen. Dieser Kursus wird *fang ji xue* genannt. Man lernt die verschiedenen Prinzipien, eine gute Rezeptur zu erstellen. Zusätzlich müssen 50 der wichtigsten Rezepturen auswendig gelernt werden, normalerweise jeweils zwei der zwanzig alten Rezeptkategorien.

Der Sinn dieses Buches ist, die Methode *chu fang* (wie man ein Rezeptur schreibt) zu vermitteln. Vieles davon wird in der *fang ji xue* Klasse unterrichtet. Ich überlasse es anderen Büchern, wie „Chinesische Arzneimittelrezepte und Behandlungsstrategien" von *Bensky* und *Barolet*, das ganze Repertoire der klassischen Rezepturen zu vermitteln.

Der Leser muß sich darüber im klaren sein, daß er, ohne eine klare Vorstellung über die einzelnen Vorgehensstufen zu haben, einem Eishockeyspieler gleicht, der nie Schlittschuhfahren gelernt hat.

Man könnte auch während mehrerer Jahre durch ein experimentelles Vorgehen lernen, aber zu welchem Preis?

Gleichzeitig mit *fang ji xue* lernen die Studenten in China *pao zhi*, darunter versteht man die Modifizierung der individuellen Bestandteile einer Rezeptur durch vielfältige Kochprozeduren, um die einzelnen Wirkungen zu betonen. Hiermit erreicht man eine besonders intensive Wirkung auf einen Körperteil oder kann eine bestimmte Wirkung potenzieren.

Die Studenten müssen auch die einzelnen Disziplinen innerhalb der TCM studieren:

nei ke	Innere Medizin
fu ke	Gynäkologie
er ke	Pädiatrie
shang ke	Traumatologie
pi fu ke	Dermatologie
zhong liu ke	Onkologie
shen jing shen ke	Neurologie und Psychatrie
yan ke	Ophthalmologie
er bi hou ke	Hals-Nasen-Ohren-Heilkunde
nan ke	Urologie bei Männern
lao nian ke	Geriatrie

In jeder dieser Disziplinen werden spezifische Erkrankungen und deren Differenzierung gelehrt, hierbei ist die Differenzierung von Disharmoniemustern und therapeutischen Gesichtspunkten gemeint.

Nach dem erfolgreichen Abschluß an einer TCM-Schule mit dem Grad eines "Bachelor of Science" werden die Studenten verschiedenen Kliniken zugeteilt und Schüler eines *lao yi shen*, eines alten Doktors (Meisters). Danach nennen sie sich: *yi shen*.

In der Praxis sieht das wie folgt aus: Der alte Meister befragt die Patienten, sieht auf die Zunge und tastet den Puls, stellt die Diagnose und formuliert die therapeutischen Prinzipien. Er diktiert die Medizin des Patienten. Der junge Doktor schreibt all dies in die Patientenakte einschließlich der Menge jeder einzelnen Arznei. Während der Medikamentenapplikation hat der junge Doktor die Gelegenheit, die Zunge zu untersuchen und auch den Puls zu fühlen. Zusätzlich wird der Meister des öfteren mit dem Schüler „den Fall" diskutieren.

Auf diese Art und Weise können Meister und Schüler mehrere Jahre der Lehre miteinander verbringen. Eine meiner wichtigsten Lehrerinnen am Shanghai Institut für TCM, Frau Dr. Chen Wei, berichtete, daß sie eine acht Jahre lange Lehre absolvierte, und dies, nachdem sie westlich approbiert war.

Ich erwähne all dies, um zu betonen, daß das Praktizieren der Chinesischen Medizin nicht einfach ist und daß man dafür ein langes Studium und lange Praxis benötigt. Im Gegensatz zur Akupunktur, die relativ ungefährlich in der Anwendung ist, hat die Phytotherapie ein größeres Potential, iatrogen schädigen zu können. Die Chinesische Pflanzenheilkunde ist eine stark wirkende Medizin. Es ist nichts Sicheres darüber bekannt, außer, daß sie in den meisten Fällen auf Arzneien basiert. Falsch ausgewählte Arzneien werden Nebenwirkungen haben und *Qi*, Blut, innere Organe und den Darm schädigen. Deswegen erfordert die praktische Arbeit mit der chinesischen Pflanzenheilkunde viel mehr Wissen und Präzision, um den Patienten nicht zu gefährden, als dies bei der Akupunktur der Fall ist. Im Vergleich zur westlichen Pharmakotherapie und Chirurgie ist die chinesische Pflanzenheilkunde sicher und verursacht wenig iatrogene Schäden. Sie ist aber nur dann sicher, wenn sie ordnungsgemäß angewendet wird.

Optimistische Leser stellen also fest, daß es eine Menge zu tun gibt, um die Chinesische Arzneimitteltherapie zu erlernen. TCM ist eine professionelle Medizin, die eine standardisierte Ausbildung benötigt, um professionell und kompetent angewandt werden zu können. Dieses Buch ist dafür gedacht, ein kleines Stück dieses langen Studiengangs zu begleiten.

Boulder, im April 1993

Bob Flaws, Dipl. Ac., Dipl. C. H., FNAAOM

Teil 1

Einleitung

Die Traditionelle Chinesische Medizin (TCM) ist ein spezifischer Teil der chinesischen Medizin. Obwohl sie ihre Wurzeln in der Periode der kriegführenden Staaten sowie in der *Qin-* und in der *Han*-Dynastie hat, wurde sie als eigenständiger Stil erst in der Volksrepublik China in den 50er bis 70er Jahren unseres Jahrhunderts kreiert. Sie umfaßt das Beste aus der Volksheilkunde und der professionellen Medizin. Theoretisch basiert sie auf dem hochentwickelten, rationellen Medizinverständnis der Konfuzianischen Schule *ru yi*. Deren Mediziner waren fast ausschließlich Phytotherapeuten *fang ji jia.* Ihre Domäne war die interne Phytotherapie. Die TCM-Systematik wurde von diesen Phytotherapeuten entwickelt.

Nach den chinesischen Texten wird die Systematik der TCM als spezifischer Teil der Chinesischen Medizin *bian zheng lun zhi* genannt. Das heißt: Behandlungplanung allein auf Grund eines erstellten Disharmoniemusters.

Disharmoniemuster und Erkrankungen

Im Chinesischen entspricht der Begriff Disharmoniemuster dem Wort *zhe*. Ein *zhe* ist das komplette Bild, das ein Patient bietet, und umfaßt Zeichen, Symptome, Zungen- und Pulsdiagnose.

Ein *bing* dagegen entspricht einer Krankheit im westlichen Sinn, es ist also eine viel kleinere Entität und umfaßt alle Symptome, um diese Erkrankung bei allen Patienten zu beschreiben. Diese Symptome sind also pathognomonisch.

Ein *zheng* umfaßt die gesamte holistische Gestalt des Patienten. Diese beinhaltet objektive Zeichen und auch subjektive Gefühle, unter denen einige hochgradig pathognomonisch für den Patienten sein können. Im allgemeinen umfassen die pathognomonischen Zeichen der Erkrankung nur einen Bruchteil dessen, was in der TCM über einen Patienten ausgesagt wird.

Jeder Patient mit einer bestimmten Erkrankung muß bestimmte Schlüsselsymptome aufweisen, bevor man die Aussage treffen kann, daß er an dieser Erkrankung leidet. Zum Beispiel haben Kinder mit Masern eine charakteristische Rötung, während Kinder mit Windpocken bestimmte Hautpusteln aufweisen müssen. Auf jeden Fall zeigt die erkrankte Person eine Vielzahl an idiosynkratischen Zeichen oder Symptomen. In der TCM geben diese variablen Zeichen einen Hinweis auf die Konstitution des Patienten, auf sein Verhältnis zwischen Abwehr-*Qi* und krankheitsverursachenden Faktoren und seine individuelle Reaktion auf diese Krankheit.

Die meisten Medizinsysteme, einschließlich der modernen westlichen Medizin, basieren primär auf der Unterscheidung von Krankheiten. Zwei Patienten mit bestimmten pathognomonischen Zeichen und oder Symptomen werden als an der gleichen Erkrankung leidend eingestuft, seien es Lupus erythematodes oder rheumatoide Arthritis, Masern, Windpocken, Divertikulitis oder Appendizitis. Auf dieser Krankheitsdifferenzierung basierend erhalten unsere zwei Patienten die gleiche Medizin, weil sie an der gleichen Erkrankung leiden.

Das Problem bei diesem therapeutischen Ansatz ist, daß keine Rücksicht auf die individuelle Konstitution des Patienten genommen wird, wie auf das Verhältnis von Abwehr-*Qi* zu krankheitsverursachenden Faktoren oder idiosynkratische Antworten auf die Erkrankung.

So kann es vorkommen, daß es dem einen der beiden Patienten besser geht und er aufblüht, während der andere keine Fortschritte macht und alle möglichen Nebenwirkungen zeigt. Letzteres ist darauf zurückzuführen, daß nur das abstrakte Krankheitskonzept therapiert wurde und nicht der ganzen Patient mit seiner Erkrankung.

Die TCM beginnt mit der Diagnose einer Krankheit. In der zeitgenössischen TCM wird diese Diagnoseerstellung entweder auf traditionellen chinesischen Krankheitskategorien, wie *shan*, *lin* oder *yong*, basieren oder auch auf modernen westlichen Krankheitskategorien, wie z. B. Bronchopneumonie oder Lipom. Auf jeden Fall wird der TCM-Therapeut eine Syndromdiagnose erstellen (*bian zheng*), auf der dann die Therapie aufbaut. Darauf beruht das bekannte Zitat

> *tong bing yi zhi*
> *yi bing tong zhi*
>
> gleiche Erkrankung – unterschiedliche Therapie,
> unterschiedliche Erkrankungen – gleiche Therapie

In der TCM bedeutet dies, daß zwei Patienten mit der gleichen Erkrankung (aus westlicher Sicht) unterschiedlich behandelt werden, wenn sich ihre Disharmoniemuster unterscheiden, während zwei Patienten mit verschiedenen Erkrankungen aber identischen Disharmoniemustern gleich behandelt werden.

Dies ist das erste fundamentale Prinzip der TCM. Obwohl es sehr wichtig ist, eine Krankheit zu diagnostizieren und den typischen Krankheitsverlauf bzw. die besonders charakteristischen Zeichen zu berücksichtigen, ist es in der TCM wesentlich wichtiger, das Disharmoniemuster zu behandeln und nicht die Erkrankung.

Würde man nur die Krankheit sehen, dann wäre es so, als ob man den Wald vor lauter Bäumen nicht sähe. Die Krankheit ist sozusagen nur eine Figur vor dem holistischen Hintergrund des Disharmoniemusters des Patienten. Daher ist der erste Schritt bei der Verordnung einer TCM-Phytotherapie das Diagnostizieren eines Disharmoniemusters oder *bian zheng*. Wenn ich von Kollegen nach einer Rezeptur gefragt werde, ist der Hintergrund fast ausnahmslos die Behandlung einer Krankheit. Obwohl dies im westlichen Sinne (auch bei Chirotherapeuten und Naturheilkundlern) der korrekte Ansatz ist, entspricht dies nicht dem Vorgehen in der TCM.

Aus diesen Grund müssen wir zuerst diskutieren, wie man eine chinesische *Syndromdiagnose* erstellt.

Die Erstellung einer *bian zheng* Diagnose

In der TCM resultiert einzig und allein aus einer korrekten *bian zheng* Diagnose eine korrekte Therapie. Da nun einmal in der TCM die Therapie auf der *bian zheng* Diagnose basiert, ist es von essentieller Bedeutung, daß diese Diagnose so genau ist wie nur irgend möglich. Es stehen nur die Informationen zur Verfügung, die wir mit den „Vier Methoden", den *si zhen*, erheben können, um ein Disharmoniemuster zu bestimmen.

Unter den „Vier Methoden" versteht man:

> Sehen
> Hören/Riechen
> Fragen
> Tasten.

Vergleicht man Disharmoniemuster untereinander, werden meistens nur Zeichen und Symptome sowie Zungen- und Pulsbefunde verglichen.

Der Leser sollte sich im klaren darüber sein, daß Zungen- und Pulsdiagnose zwei selbständige Säulen innerhalb der TCM sind. Diesbezügliche Informationen finden sich in Lehrbüchern, die sich speziell mit der TCM-Diagnostik beschäftigen.

Die Entität von Zeichen, Symptomen, Zunge und Puls macht ein Disharmoniemuster aus. Dies kann gewissermaßen pathognomonische, beherrschende Informationen beinhalten, die *zhu zheng*, die eben dieses Disharmoniemuster definieren und von anderen unterscheiden.

Bei einer Leber-*Qi*-Stagnation *gan yu qi zhi* zum Beispiel wird man folgende Zeichen finden: Druck auf der Brust, häufiges Seufzen, Aufstoßen, Reizbarkeit, eine dunkle Zunge mit normalem Belag und ein saitenförmiger Puls. Währenddessen sich bei „Hitze dringt in den Lebermeridian ein", *gan jing yu re,* viele der o. a. Zeichen finden werden, aber auch Unterschiede. Diese werden sein:

Nicht nur Aufstoßen, sondern saures Aufstoßen. Man wird nicht nur eine Reizbarkeit finden, sondern auch Jähzorn, die Zunge wird eine Tendenz zur Rötung haben, und die Zungenränder werden geschwollen oder aufgerollt sein. Desweiteren wird man einen gelben Zungenbelag finden, während der Puls saitenförmig und schnell sein wird. Diese Zeichen unterscheiden eben die beiden Disharmoniemuster.

Wir finden innerhalb der TCM zehn verschiedene Möglichkeiten, Disharmoniemuster zu unterscheiden:

> *ba gang bian zheng:* Unterscheidung nach den Acht Prinzipien

> *zang fu bian zheng:* Unterscheidung nach den Organen zang und fu

> *liu jing bian zheng:* Unterscheidung nach den Sechs Schichten gemäß dem Werk „Abhandlung über Kälte-induzierte Erkrankungen" (*shang han lun*)

> *wei qi ying xue bian zheng:* Unterscheidung nach *wei, qi, ying, xue* entsprechend der „Abhandlung über Wärme-induzierte Erkrankungen".

> *san jiao bian zheng:* Unterscheidung nach den Drei Erwärmern (gleichfalls zu den wärmeinduzierten Erkrankungen gehörend).

qi xue bian zheng: Unterscheidung in Bezug auf Qi und Blut.

jin ye bian zheng: Unterscheidung nach den Körperflüssigkeiten.

wu xing bian zheng: Unterscheidung nach den Fünf Wandlungsphasen.

jing luo bian zheng: Unterscheidung nach den Meridianen.

Obwohl all diese Subsysteme eigene Disharmoniemuster haben, werden im klinischen Alltag Elemente des einen Musters mit Elementen des anderen Subsystems kombiniert. Wurde beispielsweise bei einem Patienten die Diagnose „Leber-Blut-Mangel" gestellt, so wurde diese komplexe Diagnose aus Elementen von drei der o. a. Subsysteme zusammengesetzt. Weil dieses Disharmoniemuster zuerst mit der Leber assoziiert ist, basiert es teilweise auf einer *zang fu bian zheng* Unterscheidung. Da aber auch Blut mitbeteiligt ist, basiert es ebenfalls auf einer *qi xue bian zheng* Unterscheidung, und weil es ein Leere-Syndrom ist, basiert es auch auf einer *ba gang bian zheng* Unterscheidung.

Neulinge in der TCM sind oft unsicher, welche Syndromkonstellation auf ihren Patienten zutrifft. In der TCM werden alle Kombinationen von Disharmoniemustern benutzt, um der Ganzheit des Patienten mit all seinen Zeichen und Symptomen möglichst nahe zu kommen. Mit anderen Worten: man benutzt alles, was paßt. Keines dieser Subsysteme zur Syndromdifferenzierung ist besser oder schlechter als das andere. Sie sind alle wie Werkzeug auf einer Werkbank. Falls für eine bestimmte Aufgabe ein Hammer benötigt wird, wird eben ein Hammer eingesetzt. Falls ein Schraubenzieher notwendig ist, wird dieser benutzt. Weder der Hammer noch der Schraubenzieher sind potentiell besser. Man kann mit ihnen jedoch besser verschiedene Arbeiten bewältigen.

Genauso verhält es sich in der TCM mit den diagnostischen Subsystemen. Das System, das dem Patienten am nächsten kommt, ohne dabei individuelle Besonderheiten zu vernachlässigen, soll eingesetzt werden. Zum Beispiel werden viele Patienten am Beginn einer Erkältung am besten mit der *wen bing* Theorie beschrieben. Diese Theorie beschäftigt sich mit der Krankheitsauslösung durch Wind-Hitze, die Fieber und Halsschmerzen infolge der Auseinandersetzung mit dem Abwehr-*Qi (wei qi)* verursacht. Dies findet in den Subsystemen *qi, ying* und *xue* statt. Der gleiche Patient würde jedoch einige Tage später vielleicht in dem Sechs Schichten-Modell von *shang han lun* besser einstufbar sein, weil er jetzt unter Schüttelfrost, Appetitverlust und Müdigkeit leidet. Noch später würde man vielleicht einen Lungen-*Yin*-Mangel diagnostizieren, weil die Erkrankung diesen Verlauf nimmt. Diese diagnostische Überschrift wäre eine Mischung aus der Theorie der Organe *zang fu* und den Acht Prinzipien. Das Ganze bedeutet aber keinesfalls eine Inkonsequenz innerhalb der Systeme. Jedes der Untersysteme setzt sich lediglich aus Zeichen und Symptomen zusammen. Die Kunst besteht darin, das Disharmoniemuster zu finden, das den Patienten am besten beschreibt.

So gesehen dienen Disharmoniemuster auf pragmatische Art und Weise dazu, den Patienten mit einer individuellen Therapie zu versorgen. Wenn man in einem Bekleidungsgeschäft mehrere Anzüge anprobiert, so wird man feststellen, daß bei einer Marke die Größe 52 paßt, bei einem anderen Hersteller aber die Größe 54. Innerhalb einer Charge muß 52 korrekt sein und 54 falsch, was aber nicht bedeutet, daß innerhalb einer anderen Charge die Größe 54 falsch wäre.

Der Nutzen der *bian zheng lun zhi* Methode

Diese Methode behandelt jedes Individuum für sich und berücksichtigt die Ganzheit des Patienten. Sie ist deswegen sicher und effektiv. Nebenwirkungen treten nur dann auf, wenn alle Besonderheiten des Patienten nicht ausreichend berücksichtigt wurden. Wenn auch ein bestimmtes Medikament theoretisch eine bestimmte Krankheit bei allen Menschen erfolgreich behandeln sollte, so kann dennoch aufgrund individueller Unterschiede der Konstitution oder auch im Verhältnis zwischen Abwehr-*Qi*- und krankheitsverursachenden Faktoren, der eine Patient diese Medizin vertragen, einem anderen wird es jedoch schlechter gehen. Unter Kenntnis einer TCM-Rezeptur und der *bian zheng* Diagnose kann man genau einschätzen, ob die Medizin Nebenwirkungen haben wird oder nicht, welcher Art diese Nebenwirkungen sein werden und ob diese während der Einnahme zu tolerieren sein werden.

TCM-Ärzte glauben nicht, daß es während einer Behandlung richtig ist, „Peter zu berauben, um Paul zu bezahlen". In der TCM wird der gesamte Organismus als eine Einheit aufgefaßt. Nebenwirkungen sind Hinweise darauf, daß eine Medizin ein Ungleichgewicht erzeugt hat, sei es im Gewebe, im Organ oder in der Funktion.

Solche Nebenwirkungen sind in der ganzheitlichen Sichtweise der TCM ein Widerspruch in sich, was im Chinesischen *zheng ti guan nian* heißt.

Es sei noch einmal betont: eine Rezeptur, die bei dem einem Patienten gut wirkt, kann bei einem anderen wirkungslos sein. Wenn die Rezeptur mit all ihren Bestandteilen bekannt ist, kann man ableiten, wo und wie sie wirken wird. Das ist so, weil eine Rezeptur in einem lebenden, individuellen Menschen funktioniert, und zwar im Zusammenspiel mit dem Metabolismus des Patienten. Prädisposition und Metabolismus sind in die *bian zheng* Diagnose impliziert. Daher ist also die *bian zheng lun zhi* Diagnose nicht nur sicherer, sondern auch effektiver, als eine einfache *bian bing* krankheitsorientierte Methode.

Außerdem erlaubt es die Methode, dem Patienten zu erklären, warum er erkrankte und welchen Einfluß Ernährung und Lebensstil auf den Krankheitsverlauf haben. Disharmoniemuster in der TCM basieren nicht nur auf empirischer Beobachtung, wie bei der Homöopathie. Sie basieren auf theoretischen Konzepten betreffend der Krankheitsursachen *bing yin* und der Krankheitsmechanismen *bing ji*.

Der Name eines jeden Disharmoniemuster beinhaltet beides: Krankheitsursache und Krankheitsmechanismus.

Ein Beispiel: Ein Patient leidet an *wai gan feng re* (äußere Wind-Hitze greift an). In diesem Fall wird der Arzt dem Patienten raten, zugige Luft und heiße Speisen sowie scharfe Nahrungsmittel oder Medikamente zu vermeiden. Der Patient wird also über die Ursache seiner Erkrankung aufgeklärt und weiß, was er zur Besserung beitragen kann. Er kann also Verantwortung übernehmen.

Probleme mit der *bian zheng* Diagnose

Nach meiner Erfahrung haben amerikanische Ärzte häufig Probleme bei dieser Art der Differentialdiagnostik.

Erstens, weil sie versuchen, das System in der Übersetzung zu erlernen. So gehen viele Assoziationen und „Schlüssel" verloren, die im Chinesischen enthalten sind. Beispielsweise kann man dem Begriff *ni tai,* was soviel heißt wie „weicher Zungenbelag", nicht ansehen, daß dieser Zungenbelag mit einer Ansammlung von *Yin*-Flüssigkeit zu tun hat. Wird jedoch dieses Wort mit „schleimiger Zungenbelag" übersetzt, so ist mit Kenntnis des Entstehungsmechanismus des Zungenbelags in der TCM sofort die Querverbindung zu Feuchtigkeit und Flüssigkeit da.

Ähnlich verhält es sich bei dem Begriff *run mai,* übersetzt als „weicher Puls". Hier wird man nicht den Zusammenhang mit der Feuchtigkeit erkennen. Wird jedoch das Wort „schleimig" benutzt, dann ist die Assoziation zum Krankheitsmechanismus offensichtlich.

Zweitens gibt es kein TCM-Lehrbuch, weder in Englisch noch in Chinesisch, das vollständig alle Symptome und Zeichen von Disharmoniemustern anführt. Jeder Autor tendiert dazu, eine gewisse Auswahl zu treffen. Daher geben verschiedene Autoren leicht differierende Auflistungen von repräsentativen Zeichen und Symptomen für das gleiche Disharmoniemuster an. Da aber amerikanische Ärzte in der Regel nur Zugang zu einem oftmals fehlerhaft übersetzten Lehrbuch haben, sind sie sich häufig nicht darüber im klaren, wie breit das Spektrum der Zeichen und Symptome in Wirklichkeit ist.

Drittens leiden viele von Chinesen übersetzte englische TCM-Bücher darunter, daß nicht alles korrekt übersetzt wurde. Das kann verschiedene Gründe haben: unvollständige, fehlerhafte Übersetzung, die schlichtweg auf Faulheit zurückzuführen ist oder aber einfach sprachliche Probleme mit einer technisierten und abstrusen Sprache, die der Übersetzer in einen sinnmachenden Text transformieren soll. Oftmals ist es aber auch die Angst, daß traditionelle chinesische Konzepte westlichen Medizinprofis als allzu „verrückt" erscheinen könnten. Wenn man die inneren Zusammenhänge eines Disharmoniemuster verstanden hat, kann man sich aus der Sicht der TCM ableiten, welche Konstellation Zunge, Puls etc. betreffend zu erwarten ist. So wird man nicht von Lehrbüchern und Listen von Symptomen abhängig sein. Man wird vielmehr auf die speziellen Zeichen und Symptome des Patienten im Sinne der TCM achten.

Um jedoch so handeln zu können, muß man, ähnlich wie die eigene Adresse, alle grundlegenden Aussagen der TCM ständig auswendig präsent haben.

Nur wenn man, ohne im geringsten zu zögern, weiß, daß die Brust vom Leber- und Magen-Meridian durchzogen wird, kann man logisch ableiten, daß Spannung und Schmerzen in der Brust möglicherweise mit blockiertem Leber-*Qi* zusammenhängen können, auch wenn dies nicht explizit im Lehrbuch steht. Außerdem sollte man sich im klaren darüber sein, daß die Leber ein Speicherorgan ist und daß sie bei Fülle über den *ke*-Zyklus der FünfElemente-Theorie den Magen angreifen kann. Wenn man jetzt auch noch zusätzlich berücksichtigt, daß die Leber das Blut speichert und daß das Durchdringungsgefäß *chong mai* einer der zwei wichtigsten Meridiane ist, die die Menstruation kontrollieren, und daß es außerdem am Punkt M 30 mit dem Magenmeridian kommuniziert, kann man verstehen, warum Spannung und Schmerzen in der Brust primär während der Menstruation auftreten und warum die spezifischen gynäkologischen Begriffe unter Leber-*Qi* abgehandelt werden.

Mit anderen Worten ausgedrückt: In der TCM denkt man logisch, wenn man die Begriffe benutzt, die in den Anfängerklassen auswendig gelernt wurden. Diese Begriffe sind die Grundlage für das eigene logische Vorgehen. Chinesische Studenten müssen die Grundbegriffe so gut auswendig lernen, daß sie sie jederzeit rezitieren können. Westliche Studenten lernen typischerweise für das Examen, um dann wieder zu vergessen bzw. nur noch rudimentäre Kenntnisse zur Verfügung zu haben. Noch schlimmer ist es, wenn das Grundlagenwissen auf einer fehlerhaften Übersetzung beruht.

Das Allerwichtigste bei der Erstellung einer TCM-Diagnose ist, *nichts* unter den Tisch fallen zu lassen, nur weil es scheinbar nicht in das Konzept des Therapeuten paßt.

Während des diagnostischen Prozesses einer *bian zheng* Diagnose suggerieren uns nicht selten die gesammelten Zeichen Symptome eine bestimmte Erkrankung. Werden dann noch weitere Zeichen gesammelt, so kann es passieren, daß einige dieser Zeichen nicht mehr zu der vorgefaßten Diagnose passen. In dieser Situation muß die Diagnose solange revidiert werden, bis ein neues Disharmoniemuster die gesamte Situation umfassend erklärt, egal ob die beiden Diagnosen einander widersprechen oder nicht.

In chinesischen Lehrbüchern erscheinen die Disharmoniemuster oftmals sehr einfach. Diese vereinfachten diagnostischen „Schubladen" sollen aber lediglich die Unterschiede der einzelnen Disharmoniemuster akzentuieren. Im klinischen Alltag sieht die Sache dann ganz anders aus. Die Patienten weisen in der Regel eine Kombination von zwei oder mehr Disharmoniemustern auf. Beim Versuch, solch ein Mischmasch von Zeichen und Symptomen zu entwirren, ist es sehr sinnvoll, die Zeichen und Symptome des Patienten so vollständig wie möglich aufzuschreiben. So werden die eigenen Fähigkeiten geschärft, besser zu sehen, zu hören, zu riechen, zu fragen und zu fühlen. Besonders wichtig ist, so zu fragen, daß die Probleme des Patienten in die TCM-Terminologie transponiert werden können.

Werden Patienten beispielsweise gefragt, wie ihr Stuhlgang ist, werden sie möglicherweise sagen, sie seien verstopft. Dies hat einen unterschiedlichen Stellenwert für verschiedene Patienten. Deshalb ist es von grundlegender Bedeutung, präzise abzuklären, was der Patient damit meint. Ist der Stuhlgang nicht jeden Tag möglich oder ist der Stuhlgang schwierig oder ist der Stuhl hart und knotig? All diese Unterschiede, können in der TCM zu verschiedenen Disharmoniemustern führen.

Beispielsweise sagt ein anderer Patient, er sei depressiv. In der TCM muß dies nicht die gleiche Bedeutung haben wie in unserer Umgangssprache. Meint er damit, daß er eine Art Druck auf der Brust hat, reizbar ist und frustriert, oder ist damit eine Lustlosigkeit, Müdigkeit und ein Unwillen, aus dem Bett aufzustehen, gemeint? Der Unterschied zwischen den beiden geschilderten Situationen ist der zwischen einer korrekten und einer unkorrekten Syndromdiagnose. Es ist richtig, daß Chinesen ihre Beschwerden somatisieren und daß westliche Patienten dazu neigen, zu psychologisieren. Hieraus folgt, daß westliche Ärzte, die ihre westlichen Patienten mit der TCM behandeln wollen, immer darauf achten sollen, ja sie müssen ihre Patienten sogar darauf hinweisen, daß Emotionen auch körperlich wahrgenommen werden können. Im Westen neigen wir dazu, unsere Gefühle mit abstrakten Begriffen zu beschreiben wie: ich fühle mich glücklich, ich fühle mich traurig, ich fühle Angst. All diese

Gefühle sind nichts anderes als Abstraktionen körperlicher Empfindungen. Daher müssen wir uns und unsere Patienten darin üben, diese Empfindungen in uns wiederzuentdecken, um eine bessere Übereinstimmung mit den chinesisch-somatisierten Disharmoniemustern zu erzielen.

Auf keinen Fall darf das Sammeln von Informationen mit den Vier Methoden vernachlässigt werden, man braucht dafür aber eine gewisse Zeit.

Insbesondere braucht man Jahre, um die Pulsdiagnose zu erlernen, andernfalls wird eine schwierige TCM-Differentialdiagnose zu unsicher sein. Ich meine mit Pulserlernen die Fähigkeit, bewußt 28 der klassischen Pulsarten unterscheiden zu können. Aus meiner Sicht reicht es nicht aus, nur neun oder zehn Pulse zu kennen wie schnell, langsam, oberflächlich, tief, saitenförmig oder fein oder auch schlüpfrig. Dies ist nicht genug, will man eine korrekte chinesische Diagnose erstellen. Man muß in der Lage sein, alle Pulsqualitäten zu differenzieren. Die Definitionen müssen auswendig parat sein.

Der *ru mai* schlüpfrige Puls ist zum Beispiel oberflächlich, fein und weich. Notieren wir dies so in der Patientenakte, ohne zu erkennen, das es sich um einen *ru mai* handelt, so wird wahrscheinlich die Assoziation zum dazugehörigen Krankheitsbild nicht da sein. Obwohl das einen langen Lern- und Reifeprozeß voraussetzt, steht am Anfang natürlich das Erlernen der Definitionen.

Weiterhin muß aber auch darauf hingewiesen werden, daß die moderne TCM dazu neigt, die Rolle der Pulsdiagnose herabzuspielen und die Ausbildung zu sehr zu vereinfachen.

Hua Tuo weist in seinem *Zhong Zang Jing* ("Classic of the Central Viscera") darauf hin, daß der schlüpfrige Puls ein Leere-Puls ist. *Zhu Dan-xi* sagt in seinem Werk *Dan Xi Zhi Fa Xin Yao* ("The Heart and Essence of Dan Xi's Methods of Treatment"), daß der saitenförmige Puls auch ein Leere-Puls ist. Das ist ein Widerspruch zu modernen chinesischen Lehrbüchern, aber von vitaler Bedeutung, um komplizierte chronische westliche Krankheitsbilder zu verstehen, die oftmals Pulsformen wie schlüpfrig, saitenförmig, überflutend oder oberflächlich aufweisen. Qualitäten also, die mit Gegenläufigkeit, Inversion oder versteckter Leere zu tun haben.

Um also eine gute Pulsdiagnose stellen zu können, ist es von grundlegender Bedeutung, die alten Texte zu studieren.

Ich habe westliche Ausbilder der TCM gehört, die ihren Schülern geraten haben, den Disharmoniemustern ihrer Patienten mit Gefühl oder Intuition näher zu kommen. Meine chinesischen Lehrer haben allerdings immer darauf hingewiesen, daß das Entwirren eines schwierigen Syndroms immer einer klaren Logik folgt.

Tatsächlich ist eine TCM-Diagnose mit der Lösung eines mathematischen Problems vergleichbar. Ist die Zunge eines Patienten rot, so ist dies mit Sicherheit Hitze, zumindest im Oberen Erwärmer, weil die Zunge im oberen Drei Erwärmer liegt. Ist der Zungenbelag trocken und gelb, bedeutet dies folgendes: gelb steht für Hitze, die den Magen angreift, trocken signalisiert einen Verlust der Magensäfte. Ist die Zunge jedoch fett belegt und feucht, so spricht das für eine Ansammlung der Körperflüssigkeiten. Die Milz ist das Organ, das für die Umwandlung von Flüssigkeiten zuständig ist. Deswegen sprechen fetter Zungenbelag und Feuchtigkeit für eine Milzschwäche und Nässe. Auf diese Art und Weise gibt allein die Analyse der Zungenzeichen Hinweise, daß der Patient an einer Hitze-Symptomatik leidet, die die Magensäfte austrocknet und eine Flüssigkeitsansammlung der Milz nach sich zieht. Die Milz ist, wie schon gesagt, primär für die Umwandlung der Flüssigkeiten zuständig. Feuchtigkeit läßt eine Milzschädigung vermuten, wahrscheinlich sogar einen Milz-*Qi*-Mangel. All dies muß überlegt werden und durch Pulsdiagnose und andere Zeichen abgeklärt werden.

An dieser Stelle möchte ich nochmals betonen, daß es keine Zeichen gibt, deren Bedeutung eindeutig ist. Die meisten Zeichen und Symptome sind die Folge von mehr als einem Krankheitsmechanismus. Wenn wir über die Bedeutung eines Zeichens reden, müssen wir uns darüber im klaren sein, daß eben dieses Zeichen in Verbindung mit anderen Zeichen zu betrachten ist.

Ein Beispiel: Nachtschweiß spricht für einen *Yin*-Mangel und Leere-Hitze, die Flüssigkeiten während der Nacht aus dem Körper treibt. Die Nacht wird von Yin beherrscht. Nachtschweiß kann aber ebenso gut mit folgenden Mustern einhergehen: Herz-Blut-Mangel, Milz-Schwäche mit Ansammlung von Feuchtigkeit oder pathogene Faktoren „halb innen, halb außen". Welche dieser Möglichkeiten nun zutreffend sind, hängt von der Gesamtheit der Zeichen und Symptome ab. Eine weitere Möglichkeit wäre, eine *Yin*-Schwäche und Leere-Hitze wegen vorbestehender Nässe-Hitze mit gleichzeitigen Herz-Blut-Mangel und Milz-Schwäche.

Das bedeutet: Mechanismen, die mit Zeichen oder Symptomen assoziiert werden, müssen immer im relativen Zusammmenhang gesehen werden.

Ist der Puls schnell, schleimig und nicht fein, ist der Zungenbelag gelb und glänzend, anstatt spärlich und trocken, und ist die Miktion schmerzhaft mit Brennen, und der Urin trübe und gelb, so zeigen all diese Zeichen auf etwas anderes als Leere hin. Ich kann es gar nicht nachdrücklich genug betonen, wie wichtig es ist, Zeichen genau zu sammeln, sie individuell zu analysieren und sie dann eventuell so zur Synthese zu bringen, wie es ihrem Sinn innerhalb der TCM entspricht.

Um das o. a. Beispiel zu ergänzen, folgende Aussage: Ein saitenförmiger Puls steht in der Regel für blockiertes Leber-*Qi*, ein saitenförmiger und schneller Puls ähnelt Hitze-Stagnation.

Zuerst werden also alle individuellen Zeichen und Symptome in Betracht gezogen, dann wird ihr indikationsbezogener Hintergrund analysiert, um schließlich das *Ergebnis* zu erhalten: *eine komplexe, multifaktorielle Syndromdiagnose.* Die Schwierigkeiten hierbei liegen darin begründet, daß der Sinn der beobachteten Zeichen teleologisch von dem totalen, komplexen Endresultat abhängt.

Sehr häufig erkranken westliche Patienten an komplexen, therapierefraktären Erkrankungen. Typischerweise kommen diese Patienten zu uns als Therapeuten eines ausländischen, komplementären Medizinsystems, wenn sie alles andere schon hinter sich haben. Einfache Erkrankungen, deren Verlauf sich selbst limitieren würden, sehen wir in der Regel nicht. Um die Sache noch komplizierter zu gestalten, haben diese Patienten bereits Vorbehandlungen erhalten, die nicht selten iatrogene Schädigungen hinterlassen haben und so die Lösung des Problems noch weiter erschweren. Besonders schwierig ist die Situation, wenn bereits ein oder zwei westliche Medikamente von anderen Mitbehandlern angewandt wurden. In dieser speziellen Situation wird es sehr schwer sein, herauszufinden, was das grundlegende Disharmoniemuster ist und was durch die Medikation bewirkt wird. Wir treffen deswegen häufig Patienten mit Hitze oben und Kälte unten, d. h. einen heißen, trockenen Magen und eine schwache oder sogar kalte Milz, feuchte Milz, Nässe-Hitze im Dickdarm und Leere-Kälte, die die Nieren schädigt, *Yin*-Mangel oben und *Yang*-Mangel unten oder auch Hitze und Nässe abwechselnd mit *Qi*- und Blut-Stase auftretend, gleichzeitig kann auch noch ein Nieren-Yang-Mangel unten bestehen und Leere-Hitze wegen eines *Yin*-Mangels oben.

Chen Ke-ji, Professor der Medizin am *Xi Yuan* Klinik in *Beijing*, sagte während eines Interviews, daß amerikanische Akupunkteure oder Phytotherapeuten in der Regel nur für einfache Erkrankungen genügend qualifiziert seien. Chinesische Therapeuten werden nach ihrem Examen an der Klinik ausgebildet. Sie bekommen nur solche Patienten zur Behandlung zugewiesen, die ihrem Wissensstand entsprechen. Sie stehen sogar ständig unter Aufsicht eines erfahrenen alten Meisters, der sie kritisiert, korrigiert und die Diagnose und/oder Therapie des Lernenden überprüft. In den Staaten jedoch ist die Ausbildung nicht nur rudimentär und unvollständig, sondern die Situation wird auch noch dadurch kompliziert, daß wir in unserer neu eröffneten Privatpraxis schon von Karzinomkranken, MS-Patienten oder AIDS-Patienten erwartet werden. Eben dieses Klientel hat oft komplizierte Krankheitsbilder mit scheinbaren Widersprüchen, auf die unsere kurzen und schlecht übersetzten Lehrbücher keine Antwort geben.

Erfahrungsgemäß brauchen amerikanische Kollegen mehr Wissen und Erfahrung bei der Patientenbehandlung als ihre chinesischen Kollegen. Unser Ausbildungssystem stellt uns aber sogar weniger Informationen zur Verfügung. Um dieses Manko auszugleichen, ist es unbedingt notwendig, soviel wie nur irgendmöglich zu lesen. Dies würde einerseits bedeuten, auf chinesisch zu lesen, denn nur dann sind sprachliche, literarische Assoziationen nutzbar, die aus einer Vielzahl von Gründen nie ins Englische übersetzt werden. Andererseits hat es sich für mich herausgestellt, daß die Theorien in "Treatise of the Spleen and Stomach" von *Li Dong-Yuan* sehr hilfreich sind, um die scheinbaren Widersprüche amerikanischer Patienten zu klären. Dieses Werk geht dort in die Tiefe, wo moderne TCM-Lehrbücher aufhören und erweckt sogar in China Interesse, da es viele Antworten auf komplizierte Fragen gibt: Allergie, überschießende und/oder verminderte Immunantworten, Autoimmunerkrankungen, endokrine Probleme, chronische Erkrankungen, systemische polytope Candidiasis und intestinale Dysbiose.

Die Therapeutischen Prinzipien

In der chinesischen Literatur heißt es, daß die therapeutischen Prinzipien *zhi ze* das Bindeglied zwischen Disharmoniemuster und Behandlung beziehungsweise Rezeptur darstellen. In chinesischen Büchern oder Zeitschriften folgt nach der Syndromdiagnose immer eine Stellungnahme zur Therapie. Das sind theoretische Äußerungen mit dem Sinn, das Ungleichgewicht, das durch den Syndromnamen symbolisiert wird, abzustimmen. Diese Stellungnahmen sind Phrasen in der TCM, und nur wenige therapeutische Prinzipien sind auch wirkliche therapeutische Richtlinien zur tatsächlichen Behandlung eines konkreten Disharmoniemusters.

Das therapeutische Prinzip für stagnierendes Leber-*Qi* lautet, die Leberblockierung aufzulösen und das *Qi* aufzurichten. Wird ein Patient beispielsweise von äußerer Wind-Hitze heimgesucht, heißt die theoretische Anweisung, scharfe und kühlende Arzneien zu verordnen, um die Oberfläche zu öffnen, die zerstreuende Funktion der Lunge zu unterstützen und die Hitze auszuleiten. Bezüglich dieses Beispiels finden wir bei verschiedenen chinesischen Autoren leicht differierende Angaben. Eine nähere Analyse zeigt in der Regel nur sprachliche Unterschiede des gleichen therapeutischen Ziels. Eine andere Anweisung für das zuletzt genannte Beispiel könnte lauten: die Oberfläche auflockern, den Wind austreiben und die Hitze ausleiten. Wenn auch eine gewisse Bandbreite eines therapeutischen Prinzips erlaubt ist, so ist diese relativ eng. Bestimmte therapeutische Prinzipien sind sogar in bestimmten Situationen verboten.

Chinesische TCM-Therapeuten haben zwischen 200 und 300 solcher Aussagen in ihrem Repertoire. Typisch ist je ein *zhi ze* für je einen Aspekt eines Disharmoniemusters.

Leidet ein Patient beispielsweise an Leber-Blut-Mangel, so wird man die Leber stärken und das Blut nähren. Es gibt also je einen Aspekt für die Leber und das Blut. Beide im Namen des Syndrom enthaltenen Begriffe werden somit berücksichtigt. Normalerweise werden die therapeutischen Prinzipien in vier gereimten Gruppen formuliert. Ist ein Patient an Milz- und Nieren-*Yang*-Mangel erkrankt, würde das chinesische therapeutische Prinzip wie folgt lauten: *jian pi yi qi, bu shen wen yang.*

Sinngemäß heißt das: stärke die *Milz,* stärke das *Qi,* stärke die *Nieren* und wärme das *Yang.*

Wie so oft haben die Termini technici in der TCM auch bei der Formulierung therapeutischer Prinzipien sprachlichen Assoziationen, die in der Übersetzung nicht spürbar oder erkennbar sind. Das Wort *zi* bedeutet „bereichern, anreichern". Dieser Begriff wird in der Regel nur gleichzeitig mit *Yin* verwendet. Sein Schriftzeichen schließt das Radikal „Wasser" ein. Im Chinesischen bedeutet *zi shen* die Niere „bereichern", was automatisch den Aspekt des Wassers impliziert. Aus diesem Grund ist es für englisch sprechende Therapeuten überaus sinnvoll, die Terminologie der therapeutischen Prinzipien intensiv zu studieren, um die Assoziationen der chinesischen Sprache besser zu verstehen.

Am häufigsten sind die therapeutischen Prinzipien auf die Wurzel *ben* einer Dysbalance innerhalb eines Syndroms ausgerichtet, die schon aus dem Namen hervorgeht. Zeitweise kommt es auch vor, daß das *biao*, also die Auswirkung bei einer akuten Erkrankung, therapiert werden muß. Auch dies geht aus den therapeutischen Prinzipien hervor.

Erbrechen geht mit einem Verlust von Flüssigkeiten einher, der feinsten Essenz *wei jing* des Verdauungsbreis, und von *Qi*. Erbrechen ist daher ein Zweig-Symptom, das bei der Behandlung Priorität oder zumindest vorrangige Bedeutung erhält. Dann wird typischerweise der Zusatz „Erbrechen stoppen" dem therapeutischen Vorgehen hinzugefügt. Ähnlich verhält es sich für die Diarrhö, das Bluten (bei jeglicher Form von Blutverlust) und den Schmerz. Diese Anweisungen, die zusätzlich zu den sonstigen therapeutischen Prinzipien angegeben sind, müssen vom Therapeuten immer besonders genau behandelt werden. Dieses Vorgehen wird im weiteren Verlauf klarer werden.

Unglücklicherweise, so zeigt es jedenfalls meine Erfahrung, halten die meisten westlichen Therapeuten nicht routinemäßig an ihrem therapeutischen Vorgehen fest, nachdem sie ihre *bian zheng* Diagnose erstellt haben. (Meistens schreiben sie noch nicht einmal ihre *bian zheng* Diagnose auf). Man kann das nur sehr bedauern, und es ist ein schwerer methodischer Fehler in der TCM, denn das therapeutische Prinzip führt den Therapeuten zur korrekten Rezeptur, einschließlich ihrer Modifikation.

Nehmen wir wieder unser Beispiel des blockierten Leber-*Qi*. Ist ein Patient an blockiertem Leber-*Qi* erkrankt, so lautet die Anweisung: die Leber beruhigen und das *Qi* regulieren.

Sind erst einmal diese Anweisungen unter der *bian zheng* Diagnose notiert, dann ist es den Prinzipien der TCM folgend logisch und klar, daß eine Rezeptur gesucht werden muß, die das *Qi* regulieren kann.

Wie bereits erwähnt, gibt es in der TCM ungefähr 20 verschiedene Rezepturkategorien wie:

> Oberfläche auflösende Rezepturen
> Schleim umwandelnde Rezepturen
> Blut regulierende Rezepturen
> Blutungen stoppende Rezepturen etc.

Chinesische *fang ji xue* Texte sind dementsprechend aufgebaut. So ist es logisch, wenn das *Qi* reguliert werden soll, daß in der entsprechenden Kategorie zu suchen ist. Die Auswahl aus einigen hundert Rezepturen hat sich dann auf eine kleine, gut überschaubare Gruppe reduziert, insbesondere wenn man mit einem Repertoire der bekanntesten und besten Rezepturen arbeitet.

Innerhalb der *Qi*-regulierenden Rezepturen, sucht man dann als nächstes nach den Leber beruhigenden Rezepturen, denn so lautete der zweite Teil des therapeutischen Prinzips. Somit ist das Spektrum der in Frage kommenden Rezepturen nochmals minimiert worden: es sind jetzt gerade noch eine handvoll. Handelt es sich in Wirklichkeit um so ein einfaches Disharmoniemuster wie blockiertes Leber-*Qi*, dann braucht nur diejenige Rezeptur ausgewählt werden, von der man empirisch weiß, daß sie genau die Probleme gut behandelt, an denen unser Patient gerade leidet. Die Standard-Rezeptur für das o. a. Disharmoniemuster lautet:

Si Ni San (Kalte Extremitäten Pulver)

> Radix Bupleuri *(Chai hu)*
> Fructus Aurantii immaturus *(Zhi shi)*
> Radix Paeoniae alba *(Bai shao)*
> Radix Glycyrrhizae *(Gan cao)*

So eine einfache Diagnose ist bei westlichen Patienten eine Rarität. Blockiertes Leber-*Qi* ist ein Fülle-Syndrom, daher ist auf Grund der Fünf-Elemente-Regel auch das Erdelement geschwächt und wird krankheitsanfällig sein. Treten zu der Milz-Schwäche nun auch noch ein Blut-Mangel und Nässe hinzu, so muß eine Rezeptur gesucht werden, die folgende Forderungen erfüllt:

Leber harmonisieren
Qi regulieren
Milz stärken
Nässe ausleiten
Blut nähren.

Die bekannteste Rezeptur, deren Bestandteile alle genannten Forderungen umfaßt und einfach erfüllt, lautet: *Xiao Yao San:*

Radix Bupleuri *(Chai hu)*
Radix Paeoniae alba *(Bai shao)*
Radix Angelicae sinensis *(Dang gui)*
Rhizoma Atractylodis macrocephalae *(Bai zhu)*
Poria *(Fu ling)*
Radix Glycyrrhizae tosta *(Zhi gan cao)*
Herba Menthae *(Bo he)*
Rhizoma Zingiberis recens *(Sheng jiang)*

Wenn neben den genannten Elementen in der *bian zheng* Diagnose des Patienten noch Hitze hinzukommt, weil das Leber-*Qi* zu lange blockiert wurde, dann muß noch zusätzlich Hitze ausgeleitet werden und die Blockierung entfernt werden. *Dan Zhi Xiao Yao San* („Cortex Moutan und Fructus Gardeniae Wanderpulver") ist für diese Situation die richtige Rezeptur, weil sie zwei Bestandteile enthält, die Hitze aus der Leber und aus dem Blut (letzteres ist in der Leber gespeichert) ausleiten. In den meisten *fang ji xue*, auch in „Chinesische Arznei-mittelrezepte und Behandlungsstrategien" von *Bensky* und *Barolet*, findet sich diese Rezeptur als eine Modifizierung der Standardrezeptur *Xiao Yao San*.

Cortex Moutan *(Mu dan pi)*
Fructus Gardeniae *(Zhi zi)*
Radix Bupleuri *(Chai hu)*
Radix Paeoniae alba *(Bai shao)*
Radix Angelicae sinensis *(Dang gui)*
Rhizoma Atractylodis macrocephalae *(Bai zhu)*
Poria *(Fu ling)*
Radix Glycyrrhizae *(Gan cao)*
Radix Glycyrrhizae tosta *(Zhi gan cao)*

Wenn andererseits die Blutschwäche stärker ausgeprägt ist (zusammen mit dem blockierten Leber-*Qi*, der Milz-Schwäche und der Nässe), dann wird man *Hei Xiao Yao San* („Schwarzes Wanderpulver") als das richtige Rezept finden, weil diese Version der Standardrezeptur präparierte Radix Rehmanniae praeparata *shu di* enthält, das in der Lage ist, spezifisch und effektiv das Blut zu ernähren und so Radix Angelicae sinenesis und Radix Paeonia alba zu unterstützen. Auch diese Variante findet man gewöhnlich unter *Xiao Yiao San*.

Radix Rehmanniae praeparata *(Shu di huang)*
Radix Angelicae sinensis *(Dang gui)*
Radix Paeoniae alba *(Bai shao)*
Radix Bupleuri *(Chai hu)*
Rhizoma Atractylodis macrocephalae *(Bai zhu)*
Poria *(Fu ling)*
Herba Menthae *(Bo he)*
Rhizoma Zingiberis recens *(Sheng jiang)*

Auf diese Art und Weise leitet einen das Prinzip „das *Qi* regulieren" zu den *Qi*-regulierenden Rezepturen. Von dort führen die weiteren therapeutischen Prinzipien mit zunehmender Genauigkeit genau zur gesuchten Rezeptur.

Meistens führt das Schlüsselprinzip genau zu der richtigen Rezeptkategorie oder zumindest in die Nähe. Im o. a. Beispiel schließt „das *Qi* bewegen" das Prinzip des „*Qi*-Regulierens" ein. Wahrscheinlich ist dies so, weil beide Begriffe in der chinesischen Phonetik ähnlich klingen. Man sollte nicht vergessen, daß jedes therapeutische Prinzip im Original aus chinesischen Begriffen besteht und daß jeweils zwei Prinzipien, die aus vier gereimten Silben komponiert sind, eine Einheit bilden.

Das ist der Grund, warum bei einem Angriff von Wind-Hitze von Außen „die Oberfläche befreien" das Primäre und Wichtigste ist. Das führt dann zu der Kategorie der „die Oberfläche befreienden" Rezepturen. „Die Hitze ausleiten" ist in diesem Zusammenhang sekundär, fokussiert aber die weitere Suche nach einer optimalen Rezeptur.

Kehren wir wieder zur Leber zurück und nehmen an, daß wir einen Patienten vor uns haben, dessen Symptome auf folgendes Disharmoniemuster hinweisen: Holz (Leber) greift Erde (Milz) an, Leere-Hitze im Magen, Nässe der Milz. Die therapeutischen Prinzipien könnten in diesem Falle folgendermaßen lauten: Die Leber harmonisieren, das *Qi* regulieren, die Milz stärken, Nässe und Magen-Hitze ausleiten. Ein anderer Lösungsansatz, die zwischen Leber, Milz und Magen bestehende Disharmonie zu beseitigen, könnte im Harmonisieren bestehen. Im genannten Falle also: Leber, Milz und Magen harmonisieren und Hitze (vom Magen) und Nässe ausleiten. Unter dieser Prämisse leiten die therapeutischen Prinzipien zur Kategorie der „harmonisierenden Rezepturen", deren bekannteste das „Kleine Bupleurum Dekokt" *Xiao Chai Hu Tang* ist.

Radix Bupleuri *(Chai hu)*
Radix Ginseng *(Ren shen)*
Rhizoma Pinelliae *(Ban xia)*
Radix Scutellariae *(Huang qin)*
Radix Glycyrrhizae tosta *(Zhi gan cao)*
Fructus Jujubae *(Da zao)*
Rhizoma Zingiberis recens *(Sheng jiang)*

Diese Rezeptur und alle ihre Bestandteile erfüllen bekanntermaßen alle genannten Forderungen der TCM.

Solange man die Materia medica *ben cao* nicht ausreichend beherrscht, wird es einem schwerfallen, zu erkennen, was welche Bestandteile eines Rezepts bewirken sollen, und man wird gleichermaßen Verständnisprobleme haben, sich vorstellen zu können, welches Disharmoniemuster oder welcher Patient zu der vorliegenden Rezeptur paßt.

Obwohl im letzten Beispiel die therapeutischen Prinzipien zur richtigen Rezepturkategorie führten, müssen die eigenen theoretischen TCM-Kenntnisse so gut sein, um erkennen zu können, daß Leber-Milz- beziehungsweise Milz-Magen-Störungen *bu he* Disharmoniemuster sind und demnach Rezepturen zur Harmonisierung gesucht werden müssen.

Dies resultiert einfach aus der Art und Weise, wie TCM in der Volksrepublik China gelehrt wird.

Leider gibt es keine Möglichkeit, die sprachlichen Assoziationen, die im Chinesischen vorhanden sind, in der Übersetzung zu nutzen. Viele linguistische Querverweise, die das System im Original leichter verständlich machen, gehen also verloren.

Es gibt dennoch einige Tricks, die richtige Rezeptur zu finden, wenn man die therapeutischen Prinzipien benutzt. Selbstverständlich müssen diese auf einer *bian zheng* Diagnose basieren. Unter der Voraussetzung einer soliden Ausbildung in TCM mit Kenntnis der einzelnen Rezepturen und deren Bestandteile, ist das Heraussuchen der richtigen Rezeptur extrem sicher, logisch und effektiv. Ein kurzes Studium des medizinischen Chinesisch kann dabei sehr hilfreich sein.

Schwierigkeiten können auch durch mangelhafte Kenntnisse der traditionellen Rezepturen und deren Zusammensetzung entstehen.

Ist jedenfalls ein Patient an dem Disharmoniemuster Blut-Stase erkrankt, so sollten als erstes die therapeutischen Prinzipien aufgestellt werden:

> Blut bewegen,
> Blut aktivieren.

Dieses impliziert, der TCM-Logik folgend, daß man eine wahrscheinlich richtige Rezeptur in der Kategorie der *li xue* Blut-korrigierenden Kategorie finden wird. Aus dieser Kategorie wird man eine Rezeptur heraussuchen, die im betroffenen Körperteil in der Lage ist, das Blut zu aktivieren und zu bewegen.

Zum Beispiel:

Ge Xia Zhu Yu Tang (Dekokt zur Auflösung eines Staus unterhalb des Zwerchfell), das in erster Linie einen Blutaufstau im Hypochondrium auflöst.

Dem gegenüber würde *Shao Fu Zhu Yu Tang* (Dekokt zur Auflösung eines Staus im unteren Abdomen) effektiver zur Beseitigung einer Blut-Stase im unteren Abdomen sein.

Lautet die Diagnose Ansammlung von Schleim, dann würde das therapeutische Prinzip heißen „Schleim umwandeln".

Deswegen müssen wir in der Rubrik „Schleim-umwandelnde Rezepturen" suchen.

Handelt es sich um „heißen Schleim", so sucht man eine Rezeptur, die Schleim umwandelt und Hitze ausleitet. Handelt es sich um „kalten Schleim", muß die Rezeptur Schleim umwandeln und Nässe ausleiten.

Bei der Vielzahl der in Frage kommenden Rezepturen (die empirisch als wirksam gefunden wurden), muß darauf geachtet werden, diejenige auszuwählen, die die ganze Vielfalt der Beschwerden des Patienten umfaßt, insbesondere aber seine Hauptprobleme.

Hält man sich an diese Vorgehensweise, ist es einfach eine Rezeptur zu finden, die alle Zeichen und Symptome des Disharmoniemusters beseitigt.

Das Schreiben einer TCM-Rezeptur

Wenn auch das Vorgehen zur Erstellung der TCM *bian zheng* Diagnose über die Formulierung der therapeutischen Prinzipien eine große Hilfe beim Auffinden der richtigen Rezepturkategorie darstellt, innerhalb der das korrekte „Standardrezept" zu suchen ist, so wird man dennoch in der Regel dieses Rezept noch modifizieren, es gewissermaßen maßschneidern, um es den tatsächlichen Problemen des Patienten optimal anzupassen.

In China notiert der Therapeut als erstes in der Patientenakte die Hauptbeschwerden, eventuell auch, falls bereits bekannt, die Syndromdiagnose. Danach folgen dann die Hauptdifferenzierungsmöglichkeiten, wie Puls- und Zungenbefund, unter Benutzung der standardisierten Modi technici der TCM.

Danach folgt die Formulierung der b*ian zheng* Diagnose und der therapeutischen Prinzipien. Nun wird die ermittelte Rezeptur vermerkt. Im klinischen Alltag werden durch den Zusatz zweier Worte die Rezepturen modifiziert.

Diese sind:

> *jia wei* Hinzufügen weiterer Arzneien;
> *jia jian* Weglassen bestimmter Arzneien.

Man kann also Arzneien hinzufügen, weglassen und ersetzen.

Viele westliche Therapeuten sind der Meinung, da es sich um pflanzliche Rezepturen handle, seien diese harmlos und sicher. In Wirklichkeit aber handelt es sich um sehr potente Therapeutika, die zum Teil in sehr hohen Dosen zum Einsatz kommen. Das System, die Art und Weise der Rezepturerstellung und Rezeptmodifizierung sind sehr sicher. Wird beispielsweise in einer Standardrezeptur ein Bestandteil nicht benötigt, so wird dieser weggelassen, um unnötige Nebenwirkungen zu vermeiden. Wenn chinesische Arzneien in der einen Situation sehr wirkungsvoll sind, so lautet der Umkehrschluß, daß sie am falschen Platz auch Schaden anrichten können. Situationsangepaßte Modifizierungen sind also sehr wichtig.

Liu Wei Di Huang Wan („Rehmannia Pille mit sechs Geschmacksrichtungen") ist eine der bekanntesten modernen TCM-Rezepturen, für die Behandlung des Nieren-*Yin*-Mangels. Drei der sechs Bestandteile unterstützen die Niere und drei entwässern, zwei davon leiten Nässe aus und entwässern, während der Dritte Leere-Hitze und Hitze im Blut ausleitet. Die Bestandteile der Rezeptur sind:

> Radix Rehmanniae praeparata *(Shu di huang)*
> Fructus Corni *(Shan zhu yu)*
> Rhizoma Dioscoreae *(Shan yao)*
> Poria *(Fu ling)*
> Rhizoma Alismatis *(Ze xie)*
> Cortex Moutan *(Mu dan pi)*

Die ersten drei Arzneien sind Nieren stärkend und die drei letzten sind entwässernd.

Die Nieren gehören zu den drei inneren Organen, die mit dem Wasserhaushalt betraut sind, insbesondere kontrollieren sie die Miktion; Patienten mit Nieren-*Yin*-Mangel haben häufig Miktionsprobleme.

Gewöhnlich geht ein Nieren-*Yin*-Mangel mit folgenden Symptomen einher: wenig, aber häufiger gelber Urin, Nachtröpfeln und Nykturie. Allerdings haben nicht alle Nieren-*Yin*-Mangel Patienten diese Symptomatik. Das TCM-Konzept der Nieren beinhaltet neben der Kontrolle der Miktion noch einige andere Funktionen. Haben wir nun einen Patienten mit Nieren-*Yin*-Mangel vor uns, der keine Miktionsprobleme hat, so würde man den augenblicklichen Strömen der TCM in China folgend, die drei entwässernden Ingredenzien weglassen.

Rhizoma Alismatis und Sclerotium Poriae Cocos scheiden Wasser aus und können deswegen auch das „aufrechte *Qi*" und das *Yang* schädigen. Sie können also bei fehlerhafter Indikation nicht nur austrocknen, sondern auch *Qi*-Mangel verursachen. In der oben angeführten Rezeptur wird Cortex Radicis Moutan eingesetzt, um die Hitze zu beseitigen, die durch das Nähren des Nieren-*Yin* auftreten kann. Nieren-*Yin* und Nieren-*Yang* sind wechselseitig von einander abhängig. So kann das *Yang* also auch aufflackern, wenn das *Yin* genährt wird. Das betrifft im besonderen Maße die Blut-Schichte *fen*.

Außerdem aktiviert diese Arznei das Blut. Das ist auch der Grund, warum sie in dieser Rezeptur enthalten ist, denn bei einem Nieren-*Yin*-Mangel ist oft auch ein Blut-Stau vorhanden. Allerdings bedeutet das „Blut aktivieren" gleichzeitig tendentiell einen Blut-Verbrauch, während „Hitze ausleiten" die Milz und den Magen schädigen kann, die Produktionsstätte des nachgeburtlichen *Qi* und des Blutes oder auch die Wärme des *Ming Men* beeinträchtigen kann, womit die Basis aller Umwandlungsprozesse im Körper in Mitleidenschaft gezogen werden kann.

In chinesischen Kliniken wird in der Krankenakte auch dann *Liu Wei Di Huang Wan* notiert, wenn die drei zuletzt genannten Arzneien nicht benutzt wurden. Zusätzlich könnten aber beispielsweise auch noch 12 weitere Bestandteile hinzu kommen. Dann würde die Rezeptur folgendermaßen lauten:

> *Liu Wei Di Huang Wan Jia Jian* („Rehmannia Pille mit sechs Geschmacksrichtungen sowie Ergänzungen oder Streichungen")

Der Anfänger wird sich begreiflicherweise sehr schwer damit tun, in einer solchen Rezeptur die Grundstruktur von *Liu Wei Di Huang Wan* zu erkennen.

Zusätzliche Ingredientien werden hinzugefügt um:

(a) bestimmte Wirkungen der Rezeptur zu verstärken oder zu modifizieren oder

(b) (komplizierte) Krankheitserscheinungen zu behandeln, die mit der Standardrezeptur nicht abgedeckt werden können oder

(c) spezifische Symptome zu behandeln.

Ein Beispiel: Man könnte Radix Astragali *Huang Qi* und Radix Codonopsis pilosulae *Dang Shen* zu der Rezeptur *Xiao Yiao San* hinzufügen, um die Milz noch zusätzlich zu stärken und das *Qi* zu fördern. Man könnte außerdem Rhizoma Alismatis *Ze Xie* einbeziehen, falls eine bessere Flüssigkeitsausleitung durch vermehrte Diurese erwünscht sein sollte. Wir haben bereits gesehen, daß Radix Rehmanniae praeparata *Shu Di* zur Tonisierung und Ernährung des Blutes verwendet wird. Auf der anderen Seite kann Radix Scutellariae *Huang Qin* zusätzlich in der Rezeptur *Dan Zhi Xiao Yao San* verordnet werden, um Hitze aus der Lunge zu beseitigen, während Tuber Ophiopogonis *Mai Dong* in den Fällen zum Einsatz kommen könnte, in denen die Lunge befeuchtet werden sollte, und zwar dann, wenn eine lang anhaltende innere Hitze zu einem Verbrauch der Körperflüssigkeiten in der Lunge geführt hat.

In diesem Fall wurden die genannten zwei Arzneien hinzugefügt, um die Hauptkomplikationen der Erkrankung zu behandeln, auf die die Standardrezeptur abzielte, sie aber alleine nicht ausreichend beeinflußte.

Man kann auch beispielsweise Flos Chrysanthemi *Ju Hua* und Radix Angelicae dahuricae *Bai Zhi* hinzufügen, um Kopfschmerzen mit Symptomen im Bereich der Augen und Augen-brauen zurückzuführen auf aufsteigende Leere-Hitze zu behandeln. Man könnte auch Rhi-zoma Chuanxiong *Chuang Xiong* benützen, um seitliche Kopfschmerzen zu behandeln, speziell auf der rechten Seite.

Entschließt man sich, therapeutische Prinzipien hinzuzufügen (erkenntlich am Präfix *zhi),* so sollte man Arzneien benutzen, die in der Lage sind, spezifisch akute Symptome anzuspre-chen, wie:

> Schwitzen
> Durchfall
> Blutungen
> Essenzverlust
> (a) Spermatorrhö bei Männern
> (b) abnormer vaginaler Ausfluß bei Frauen
> Ziemlich starke Schmerzen.

All diese Symptome sind schwächend und auf lange Sicht gesundheitsschädlich. Sie müssen so schnell wie möglich gestoppt werden. Es werden also Arzneien zur Rezeptur hinzugefügt, die mit sehr viel Kraft einen ausgeprägten Effekt auf das betreffende Symptom haben.

Ein Beispiel: Exzessive Menstruationsblutungen sind möglicherweise auf Leere-Hitze in der Blut-Schichte zurückzuführen, was dazu führt, daß das Blut zügellos außerhalb seiner Bahnen fließt, bis es überfließt. Für diese Situation ist *Dan Zhi Xiao Yao San* die richtige Rezeptur. Aber gemäß den therapeutischen Prinzipien zum Stillen von Blutungen sollten blutstillende Arzneien zusätzlich eingesetzt werden, z. B. Radix Sanguisorbae *Di Yu* oder Radix Rubiae *Qian Cao*. Beide stillen nicht nur das Blut, sie kühlen es zusätzlich.

Aufbau einer Rezeptur

Benutzt man anfangs eine Standardformel, braucht man sich keine Gedanken zu machen über traditionelle Begriffe wie:

> Herrscher,
> Minister,
> Abgesandter,
> Bote oder Helfer.

Dennoch ist es sinnvoll zu wissen, welche Arznei welche Rolle spielt. So wird die Auswahl einer Rezeptur erleichtert und die Modifizierung gleichfalls.

Die „Herrscherarznei" einer Rezeptur ist der Bestandteil, der das therapeutische Prinzip „erfüllt". Beim Erstellen einer Rezeptur steht diese Arznei in der ersten Zeile. Folgen wir *Li Dong-Yuan*, dann sollte diese auch mengenmäßig am stärksten vertreten sein, wenn dies auch bei zeitgemäßer Verordnung im China von heute nicht unbedingt der Fall ist. „Ministerbestandteile" sind diejenigen Arzneien, die der Herrscherarznei helfen und dessen Funktion ausweiten. Dagegen sollen die „Helferarzneien" assoziierte Aufgaben vervollständigen oder ganz bestimmte Nebenaufgaben erfüllen. „Botenarzneien" sind diejenigen, die die Funktion der restlichen Arzneien kanalisieren und spezifisch auf ein bestimmtes Organ, z. B. Darm, Meridian, Gewebe oder irgendeinen Körperteil, lenken.

Ein Beispiel: in der berühmten Rezeptur *Bu Zhong Yi Qi Tang* („Ergänze die Mitte und stärke das *Qi* Dekokt") sind die Arzneien Radix Astragali *Huang Qi* und Radix Ginseng *Ren Shen* die Herrscher. Sie ergänzen und stärken die Milz und das *Qi*. Radix Glycerrhyziae rosta *Zhi Gan Cao* und Rhizoma Atractylodis macrocephalae *Bai Zhu* sind die Minister und nähren gleichfalls das *Qi* und stärken die Milz. Radix Angelicae sinensis *Dang Gui* nährt das Blut. Da das Blut die Mutter des *Qi* ist, unterstützt die Zugabe von *Dang Gui* die Herstellung des *Qi*. Diese Arznei assistiert den anderen vier Arzneien also indirekt.

Pericarpium Citri reticulatae *Chen Pi*, Rhizoma Cimicifugae *Sheng Ma* und Radix Bupleuri *Chai Hu* sind die Abgesandten. Pericarpium Citri reticulatae klärt das trübe *Yang*, Radix Bupleuri und Rhizoma Cimicifugae stärken das klare *Yang*. Es können bei Bedarf auch weitere Arzneien kombiniert werden:

– bei Rektumprolaps oder Prolaps des Uterus Fructus Aurantii immaturus *Zhi Si*

– bei Blaseninkontinenz oder häufiger Miktionsfrequenz Semen Plantaginis *Che Quian Zi*, Rhizoma Alismatis *Ze Xie*, wenn die Ursache eine Milzdysfunktion ist, oder Rhizoma Dioscorae *Shan Yao* und Fructus Schisandrae *Wu Wei Zi*, wenn eine Nierenschwäche die Ursache ist.

Dosierung

In den meisten Lehrbüchern und Rezepturkompendien werden Standarddosierungen angegeben. Das Problem der Dosierung muß dennoch diskutiert werden. Vergleicht man die Dosierungen, beispielsweise in dem Beitrag über die Rezeptur *Liu Wei Di Huang Wan* in "Handbook of Chinese Herbs and Formulas, Vol. II" von *Him-che Yeung*, einem modernen TCM-Lehrbuch, mit den Angaben in "Commonly used Chinese Herb Formulas with Illustrations" von *Hsu Hong-yen* und einem Japanischen Kampo-Lehrbuch, so wird man feststellen, daß die chinesischen Dosierungen durchschnittlich dreimal so hoch sind.

Die gleiche Problematik wird offenbar beim Vergleich von Standardrezepturen prämoderner Quellen mit den aktuellen chinesischen Dosierungen, wie sie in „Chinesische Arzneimittelrezepturen und Behandlungsstrategien" von *Bensky* und *Barolet* angegeben werden. Auch hier sind die Dosierungen in etwa dreimal so hoch.

Die Unterschiede zwischen den Kampodosierungen und der modernen chinesischen TCM-Dosen können erklärt werden:

Japanische Behandler betrachten die Dosierungen in ihren klassischen Standardrezepturen, die in die Han-Dynastie zurückreichen, als unumstößliche Heiligtümer. Ist die Wirkung einer Rezeptur nicht zufriedenstellend, wird eine komplett neue gesucht.

Außerdem behandeln Kampo-Therapeuten die Wurzel *Ben* und nicht alle Aspekte der Erkrankung. Es scheint so, als würden sie relativ einfache Rezepturen verschreiben und dies in relativ niedrigen Dosierungen während einer längeren Behandlungsperiode mit langsamer, aber stetiger Besserung des Patientenbefindens (in Teilbereichen).

Moderne TCM-Therapeuten jedoch sehen ihre Patienten einmal in der Woche. Sie betrachten ihre Rezepturen nicht als heilig und unantastbar *und* sie versuchen, neben der Wurzel alle Teilaspekte der Erkrankung simultan und in kurzer Zeit zu behandeln. So kommt es, daß moderne TCM Therapeuten mit sehr hohen Dosierungen in eher komplexen Rezepturen und individuellen Modifizierungen arbeiten.

Die unterschiedlich hohen Dosen in der „alten" und „modernen" TCM sind schwieriger zu erklären. Liegt es daran, daß die heutigen Patienten schwerer erkrankt sind als in früheren Zeiten? Das ist keine Frage, ich glaube, ich weiß die Antwort.

Typischerweise ist die Standarddosierung im heutigen China 9 oder 10 Gramm. Dies ist auf das alte prämetrische Gewichtssystem zurückzuführen. In dem alten System wurden drei *Qian* als Standard für die Herrscherdroge angegeben, zwei *Qian* für den Minister und ein *Qian* für die Boten. Ein *Qian* hat etwas mehr als 3 Gramm. Somit ist die Dosierung von 9 oder 10 Gramm für die Hauptdrogen erklärt. Interessant ist der Unterschied neun oder zehn Gramm, der folgendermaßen abgeleitet wird. Neun ist eine althergebrachte *Yang*-Zahl, wie auch die Drei. Behandler, die mit 3 und 9 arbeiten, sind Traditionalisten, „Zehner" eher neuzeitlich-westlich orientiert. Ich selbst verordne gerne in Vielfachen von eins, fünf oder drei. Das ist aber nur lediglich eine etwas altmodische traditionsorientierte Eigenart und keine pharmakologisch begründete Notwendigkeit.

Wird in der modernen TCM mit Mengen von mehr als zehn gearbeitet, hat dies in der Regel ein oder zwei Gründe:

1. Ist ein Nebensymptom stärker ausgeprägt, kann es notwendig sein, mehr (Quantität) Arzneien zu benutzen. Bei einem *Qi*-Mangel kann es durchaus Sinn machen, 12, 15 oder sogar 21 g Radix Astragali Membranacei *Huang Qi* einzusetzen. Wahrscheinlich wäre dann Radix Astragali der Herrscher.

2. Einige Arzneien sind einfach nur in höherer Dosierung wirksam; Herba cum Radice Taraxci Mongolici *Pu Gong Yin* und Herba Patriniae Heterophyllae *Bai Jiang Cao* werden routinemäßig mit 21-30 g verordnet; sie sind gewöhnlich keine Herrscherdrogen.

Umgekehrt gilt das Gleiche im Bereich unterhalb von 9 Gramm. Wenn eine Substanz zu intensiv wirksam, ja sogar toxisch ist, wird sie entsprechend niedriger verordnet. Manchmal wird eine bestimmte Substanz auch mengenmäßig weniger benutzt, wenn aus der TCM-Diagnose zu erwarten ist, daß der Patient wahrscheinlich Nebenwirkungen erleiden würde.

In der modernen TCM werden Standarddosierungen eingesetzt. Es bleibt aber im Einzelfall dem Therapeuten überlassen, zu modifizieren. Dabei muß ihm natürlich klar sein, warum die einzelnen Bestandteile in der betreffenden Rezeptur enthalten sind und wie sie auf den

Patienten einwirken werden. Mit anderen Worten, der Behandler muß dezidiert wissen, was die Medizin bewirken kann und zwar für folgende Aspekte:

Geschmack, Temperatur, Verhalten in Bezug auf die Meridiane, Funktionen, Kontraindikationen, Kombinationen und übliche Dosierungsbereiche.

Man muß so vertraut mit den Arzneien werden, daß man sofort weiß, warum die einzelnen Bestandteile in der jeweiligen Rezeptur sind. Dann fällt es auch relativ leicht zu entscheiden, welche Teilmengen der Patient erhalten soll.

Einige westliche Behandler sind der Meinung, daß die gegenwärtige TCM-Norm von 9 bzw. 10 Gramm willkürlich sei, manche meinen es sei zu viel oder auch unnütz. Wenn ich jedoch die aktuellen Dosierungen analysiere, wie man sie in der modernen Literatur findet, so erkennt man eine Tendenz zu höheren Dosierungen als 10 Gramm. Es ist durchaus nicht ungewöhnlich, Angaben von 12-15 g Arznei und Tag zu rezeptieren. Allerdings sind die meisten westlichen Patienten finanziell nicht in der Lage, diese Verordnungen zu bezahlen. Ich verordne in der Regel 9 Gramm und gebe dem Patienten eine Rezeptur für zwei Tage. Die Mehrzahl meiner Patienten haben damit gute Erfahrungen gemacht, wenn auch nicht so schnell, wie ich es gerne hätte. Höhere Dosierungen kommen nur in ernsthaften Ausnahmesituationen vor und sind wirtschaftlich kaum vertretbar.

Zeitweise habe ich über vergleichende Studien zu Ermittlung der optimalen Dosis nachgedacht. Es ist dennoch im Einzelfall dem Therapeuten überlassen, welche Mengen der zu Behandelnde braucht.

Andere Faktoren, die die Verordnungsmengen beeinflussen, sind:

Jahreszeit, Wetter, geographische Umgebung, Geschlecht, Alter, Größe und Konstitution.

Li Dong-Yuan beschreibt in seiner „Abhandlung über Milz und Magen" einige interessante Hinweise, wie die Bestandteile einer Rezeptur in Abhängigkeit von der Jahreszeit und dem Wetter modifiziert werden können.

Einige Therapeuten schlagen zum Beispiel für die Rezeptur *Si Wu Tang* Modifizierungen für alle Jahreszeiten vor.

Diese Rezeptur lautet:

> Radix Angelicae sinensis *(Dang gui)*
> Radix Paeoniae alba *(Bai shao)*
> Radix Rehmanniae praeparata *(Shu di huang)*
> Rhizoma Chuanxiong *(Chuan xiong)*

Im Frühjahr steigt das *Yang* auf, und es ist wichtig, daß die ausgleichende und ausscheidende Funktion der Leber gut intakt ist. Deswegen könnte im Frühjahr die Dosis von Rhizoma Ligustici Wallichii verdoppelt werden. Im Sommer ist es warm, und man schwitzt viel. Patienten, die diese Rezeptur benötigen, haben eine Tendenz zum Blut- und *Yin*-Mangel. Das ist der Grund, Radix Paeoniae alba im Sommer zu verdoppeln, denn diese Arznei ist kalt und adstringierend in ihrer Natur und gleicht somit die Hitze und das Schwitzen aus. Der Herbst ist die trockene Jahreszeit. Blut und die Körperflüssigkeiten haben eine gemeinsame Quelle. Daher ist es sinnvoll, im Herbst Radix Angelicae sinensis zweimal so hoch zu rezeptieren. Zum Schluß ist der Winter die Zeit, in der in den Nieren die Essenz *Jing* gespeichert wird. Radix Rehmanniae praeparata nährt nicht nur das Blut durch Stärkung der Nieren, sondern füllt auch die Essenzen auf. Es ist also sinnvoll, im Winter Radix Rehmanniae praeparata zu verdoppeln. Die rationale Begründung ergibt sich aus dem Naturverständnis und dem Nutzen einer jeden einzelnen Arznei unter Berücksichtigung der spezifischen Bedürfnisse des „*Si Wu Tang*-Patienten".

Es liegt auf der Hand, Kleinkinder und Kinder mit verminderten Mengen zu behandeln. Man kann sich direkt proportional am Körpergewicht orientieren. Sinnvoll ist die Applikation mit einer Pipette, da es kaum ein westliches Kind geben wird, das auch nur eine halbe Tasse chinesischen Dekokts trinkt. Außerdem bietet es sich an, kleinere Mengen in kürzeren Zeitintervallen zu applizieren.

Dekoktieren, Verordnungsmengen und Dispensierung von TCM-Rezepturen

Die Chinesen waren im großen und ganzen ein seßhaftes Volk, das Landwirtschaft betrieb. Patienten lebten in der Nähe ihres Arztes. So entwickelte sich die Hauptapplikationsform: das Dekokt *tang* (wörtlich „Suppe"). Im Gegensatz zu Tibetanern und Mongolen, die Pillen und Puder entwickelten.

Es gibt eine Menge verschiedener Möglichkeiten, ein chinesisches Dekokt herzustellen, und es ist eine Tatsache, daß jeder Lehrer, den ich kennenlernte, über eine zumindest leicht abweichende Methode verfügte. Meine Methode ist folgende:

Ich lasse die Arzneien in sechs Tassen Wasser auf die Hälfte reduzieren. Wenn Mineralien oder besonders aromatische Arzneien zum Einsatz kommen, sollen diese erst in den letzten fünf bis sieben Minuten hinzugefügt werden.

Beispiele für aromatische Arzneien:

Rhizoma Zingiberis recens *(Sheng jiang)*
Ramulus cum Uncis Uncariae *(Gou teng)*
Rhizoma Chuanxiong *(Chuan xiong)*
Radix Aucklandiae *(Mu xiang)*
Fructus Amomi *(Sha ren)*

Ich habe nur die wichtigsten aufgezählt.

Wiederum andere Arzneien dürfen erst ganz am Schluß dem Dekokt zugesetzt werden:

Flos Carthami *(Hong hua)*
Flos Chrysanthemi *(Ju hua)*

Die verschiedenen Gelatinesorten wie:

Colla Corii Asini *(E jiao)*
Colla cornus Cervi *(Lu jiao jiao)*

müssen zuerst zerkleinert werden und werden dann dem heißen Sud zugesetzt.

Bestimmte harzhaltige Arzneien schluckt man am besten schnell beim Trinken des Dekokts. Wieder andere Bestandteile sollten separat „verpackt" werden (Muslim Bags), da sie sonst zu Hustenreiz oder Irritationen der Speiseröhre führen können, z. B.: Pollen Typhae *Pu huang*.

Jeweils sechs Halbtassendosierungen können in einem sauberen und verschlossenen Glasgefäß aufbewahrt werden. Falls es nicht zu warm ist, kann das Dekokt ohne Bedenken 36-48 Stunden aufbewahrt werden. Soll mit dem Dekokt Hitze ausgeleitet werden, wird es am besten kalt getrunken; im Fall von Kälte warm. Einige amerikanische Therapeuten erlauben ihren Patienten auch die Herstellung des Dekokts für eine Woche. Nach meiner Erfahrung ändert sich allerdings der Geschmack nach ca. 36-48 Stunden. Diese Geschmacksänderung ist ein Indikator, daß eine chemische Reaktion eingetreten ist und das Dekokt auch physikalisch nicht mehr identisch ist. Aus meiner Sicht ist die therapeutische Sicherheit eingeschränkt. Ich empfehle also deswegen meinen Patienten nur Vorräte für zwei Tage zu kochen.

Falls eine intensivere Wirkung erreicht werden soll, rate ich manchmal zu folgendem Vorgehen:

Ein Arzneipäckchen wird nicht wie o. a. mit sechs Tassen angesetzt, sondern mit drei Tassen, man erhält so eine Tagesdosis von 1 Tasse, der Rückstand wird im Kühlschrank aufbewahrt; am nächsten Tag wird genauso verfahren, um dann am dritten Tag die gesammelten Reste erneut aufzukochen.

Eine andere Möglichkeit der besseren Ausnutzung ist, zweimal zu dekoktieren.

In China werden diese Möglichkeiten in der Regel nicht benutzt. Ich habe in Shanghai eine weitere Modifizierung kennengelernt.

Man läßt in einer Teekanne das *Bao* (Arzneipäckchen) in kaltem Wasser ca. eine Stunde ziehen, dann 45 Minuten kochen, abdekantieren und in drei Portionen über den Tag verteilt trinken. Meine Frage, ob die Reste wie geschildert weiter genutzt werden sollen, wurde wie folgt beantwortet:

„Anstatt die Reste weiter zu verwenden, schütten die Bauern sie lieber in die Gosse und entfernen so symbolisch die Krankheit".

Mir ist es wichtig, den Patienten zu erklären, daß die Herstellung ihrer chinesischen Medizin nicht mehr Arbeit verursacht, als das Kochen von Reis. Ich empfehle meinen Patienten in der Tat das Dekoktieren gleichzeitig mit der Herstellung des eigenen Essens. Ein größeres Problem taucht auf, wenn Patienten nie selbst kochen, immer auswärts essen gehen oder Mikrowellennahrung zu sich nehmen. Wirklich gesund sein kann nach meiner Überzeugung nur die Ernährung mit naturbelassenen Lebensmitteln, die frisch zubereitet werden. Wenn wenigstens eine Mahlzeit am Tag frisch zubereitet wird, bedeutet es keinen Mehraufwand, auch noch das eigene Dekokt zuzubereiten.

Applikationszeiten

Traditionell werden Rezepturen, deren Zielort der Obere Erwärmer ist, nach dem Essen getrunken, denn der gefüllte Magen verhindert das Vordringen der Medizin in den Unteren Erwärmer. Das ist der Grund, warum Mittel zur Behandlung von Husten oder Kopfschmerzen nach dem Essen gegeben werden. Ist das Ziel der Untere Erwärmer, sollte die Medizin nüchtern eingenommen werden. Medikamente zur Stärkung der Nieren werden gewöhnlich vor den Mahlzeiten genommen. In der Volksrepublik China werden diese Anweisungen wie feudale Relikte erachtet und mißachtet. In den chinesischen Kliniken, in denen ich gearbeitet habe, erhalten die Patienten ihre Medizin normalerweise 15-30 Minuten vor den Mahlzeiten.

Gelegentlich reizen die Medikamente den Magen zu stark, verursachen Übelkeit und Krämpfe. Dann ist die postprandiale Gabe sinnvoll. Wenn daraus eine bleibende Besserung resultiert, wird auch weiterhin so verfahren. Tritt allerdings keine Besserung ein, muß die Behandlung unterbrochen bzw. abgewandelt werden.

Soll eine Schlaflosigkeit behandelt werden, so ist es sinnvoll, erst später am Tag mit den Einzeldosen zu beginnen, um dann kurz vor dem Schlafen die letzte Dosis zu trinken. Die erste Dosis wird also erst am Mittag eingenommen. Manchmal werden in der Literatur ganz präzise Angaben gemacht. Beispielsweise möchte ein Therapeut zweimal am Tag eine Gabe.

Normalerweise halte ich mich an diese Vorschriften, es sei denn, daß ich bereits Erfahrungen mit der betreffenden Rezeptur habe.

Bei der Standarddosierung „dreimal am Tag vor der Mahlzeit", kommt unausweichlich die Situation vor, daß ein Patient nur zweimal ißt. Dann empfehle ich einfach die dritte Dosis zwischen den beiden Mahlzeiten zu nehmen. Die Anweisung das Dekokt vor oder nach den Mahlzeiten zu trinken, ist lediglich ein Vorschlag, wann die Medizin im zeitlichen Verhältnis zur Mahlzeit eingenommen werden sollte.

Die Rezeptur soll also keinesfalls nur zweimal am Tage eingenommen werden, weil nur zwei Mahlzeiten zubereitet werden. Patienten müssen wissen, daß ihre Medizin nicht durch bloßen Besitz wirkt.

Anwendungsdauer

Am *Yue Yang* Krankenhaus in Shanghai, wo ich mein Praktikum der chinesischen Inneren Medizin absolvierte, erhielten die Patienten jeweils eine Siebentage-Ration, auch nach der ersten Visite. Die Herstellung des *Bao* ist ein arbeitsintensiver Prozeß, und eine einmal gemischte Rezeptur läßt sich nicht mehr rückgängig machen. Deswegen können Retouren, falls eine Rezeptur nicht gut wirkt, nicht angenommen werden. Man sollte sich darüber im klaren sein, daß die Erstdiagnose nur eine Arbeitshypothese ist. Erst nachdem der Patient seine Medizin eingenommen hat, ist eine Abwandlung möglich. Deswegen verordne ich nach dem Erstkontakt in der Regel Dosen für zwei bis vier Tage. Danach erfrage ich Nebenwirkungen, bei deren Fehlen die Behandlung unverändert fortgesetzt wird. Im Falle von Nebenwirkungen, muß die Rezeptur, gegebenenfalls auch die Diagnose, revidiert werden.

Wurde eine Rezeptur kunstgerecht und korrekt erstellt und verordnet, dann sollte spätestens am dritten oder vierten Tag der schlechte Geschmack des Dekokts nachlassen. Es dürfen keinerlei Nebenwirkungen auftreten, und der Patient muß sich besser fühlen. Wenn all dies zutrifft, verordne ich für weitere sechs bis acht Tage.

Da ich in der Regel ein *Bao* für zwei Tage verordne, stellt sich der Großteil meiner Patienten nach acht Tagen wieder zur Rezepterneuerung vor, in China ist dies nach sieben Tagen üblich.

Akute Erkrankungen benötigen Mengen für ein, zwei oder drei Tage.

Bei chronischen Erkrankungen beträgt die Behandlungsdauer bis zu mehreren Monaten. Dann sollten die Dosen eher kleiner ausfallen, eine Belastung des Magens, der Milz sollte vermieden werden; außerdem sind regelmäßige Unterbrechungen der Therapie notwendig.

Ich behandle hauptsächlich Frauen mit gynäkologischen Erkrankungen. Solange bei ihnen keine ausgeprägten menstruellen Schmerzen vorliegen oder stärkere Blutungen, erhalten meine Patientinnen keine Arzneien während der Menstruation.

Ist eine chronische Erkrankung erst einmal im Griff, kann der Therapeut überlegen, ob er nicht ein Fertigpräparat einsetzt. In einer solchen Situation ist eine gleichbleibende Qualität während einer länger andauernden Periode wichtiger als ständige Modifikationen. Fertigpräparate unterstützen die Patientencompliance und tragen so dazu bei, die durch „schnelle Dekokte" erreichte Gesundung zu konsolidieren.

Nur in ganz ungewöhnlichen Situationen verordne ich Mengen für mehr als acht Tage auf einmal, da die ganze Welt und die Patienten in einem ständigen Wandel begriffen sind. Die Jahreszeiten wechseln, das Wetter ändert sich, der Mond und die Stimmung der Patienten, die sozialen Umstände, die sexuellen Aktivitäten und auch die Arbeit, alles ändert sich ständig. Die Menschen haben Krisen, verlieren ihre Arbeit oder ihre Geliebten und Freunde, fahren in Urlaub oder bekommen eine Erkältung. All diese Umstände müssen in der Rezeptur ihr Korrelat finden. Anders als in der so krankheitsorientierten westlichen Medizin behandelt die TCM ja das gesamte Disharmoniemuster des Patienten mit all seinen Facetten und nicht nur seine westliche Erkrankung. Das TCM-Dekokt unterscheidet nicht nach Ursache und Wirkung, da es als Ganzes in das „System" eintritt.

Deswegen soll keine Verordnung über eine längere Zeit verordnet werden. Die Rezeptur muß so erstellt werden, daß sie noch am Konsultationstag eingenommen werden kann, und allen Patientenbeschwerden, Zeichen und Symptomen, Zungen- und Pulsbefunden Rechnung trägt. Muß der Patient einige Tage bis zur Einnahme warten, wer weiß dann, was in der Zwischenzeit alles geschehen ist?

Wenn wir eine chronische Erkrankung behandeln, ist es sehr wichtig, den Patienten dahingehend aufzuklären, daß er bei interkurrenten Erkrankungen, wie einer Gastroenteritis oder einer Erkältung, während dieser die Medikation aussetzt. Da das Dekokt nicht die interkurrente Situation berücksichtigt, darf es nicht zur Anwendung kommen, weil sonst Nebenwirkungen eintreten könnten. Am besten wäre es jetzt, er käme erneut in die Sprechstunde, um eine neue situationsangepaßte Rezeptur zu erhalten. Wenn das nicht möglich ist, sollte die Anwendung des „alten Dekokts" solange suspendiert werden, bis die Ausgangsbedingungen wieder gegeben sind.

Westliche Patienten sind es gewohnt für eine bestimmte Erkrankung eine Medizin einzunehmen, ganz egal welche Begleitumstände bestehen. Hier muß der westliche TCM-Therapeut besonders wachsam sein und seinen Patienten erklären, daß es nicht darauf ankommt, nur die Hauptprobleme zu behandeln, sondern daß es sich um eine wirklich ganzheitliche Therapie handelt, und das ist in der Tat das Schöne und die eigentliche Kraft der TCM.

Ich empfehle jedem Therapeuten, einen Handzettel für seine Patienten zu schreiben, aus dem alles Wichtige über das Dekokt hervorgeht bzw. wie man mit ihm umgeht.

Schlußfolgerungen

Mir hat sich die individuell zusammengestellte und als Dekokt verabreichte TCM-Rezeptur als extrem wirkungsvoll erwiesen. Im Gegensatz zur Meinung vieler westlicher Therapeuten habe ich keine Abwehr gegen diese Behandlungsart gefunden. Die Möglichkeit der individuellen Abstimmung der Dekoktbestandteile auf die jeweiligen individuellen Patientenbedürfnisse und die Macht der frisch zubereiteten Arzneien ist so groß, daß diese Behandlungsart von jedem westlichen TCM-Therapeuten eingesetzt werden sollte. Obwohl Fertigextrakte und sogenannte Fertigpräparate durchaus ihren Platz in der Inneren TCM haben, sollte die Verordnung und Verabreichung frischer Dekokte die professionelle Norm der TCM-Behandlung sein, und zwar sowohl in China als auch im Westen.

Ich habe bereits erwähnt, daß Patienten nicht zögern die Dekoktbehandlung anzunehmen, wenn ihr Behandler seinerseits von dieser Behandlung überzeugt ist.

Ist der Therapeut unentschlossen, was die Verordnung des Dekokts angeht und meint, daß es auch noch andere bequemere Darreichungsformen gibt, so erkennen die Patienten sofort die therapeutische Ambivalenz und werden sich dementsprechend verhalten.

Noch wichtiger ist es, selbst chinesische Heilkräuter zu benutzen und auch zu kochen.

So habe ich also fast zwangsläufig gute Erfahrungen bei der Behandlung hunderter Amerikaner gemacht, die alle ihr *Tang* ohne Beschwerden und ohne Complianceprobleme zu sich genommen haben.

Teil 2

Dekokt aus Vier Bestandteilen
Si Wu Tang (Four Materials Decoction)

Man erzählt sich, daß unerfahrene Behandler 20 Rezepturen zur Behandlung einer Erkrankung einsetzen, während der Erfahrene eine Rezeptur zur Behandlung von 20 Erkrankungen braucht.

Si Wu Tang ist eine der bekanntesten Rezepturen der TCM. Ihre erste Erwähnung in der TCM Literatur findet sich in *Tai Ping Hui Ming He Ji Ju Fang* („Rezeptsammlung von Kaisers Gnaden der Tai Ping Aera").

Ihre Bestandteile sind:

>   Radix Angelicae sinensis *(Dang gui)*
>   Radix Rehmanniae praeparata *(Shu di huang)*
>   Radix Paeoniae alba *(Bai shao)*
>   Rhizoma Chuanxiong *(Chuan xiong)*

Entsprechend den Kenntnissen der modernen TCM stärkt und bewegt diese Rezeptur gleichzeitig das Blut.

Radix Rehmannia praeparata und Radix Paeoniae alba stärken das Blut auf direkten Weg.

Radix Rehmannia praeparata stärkt sehr stark Leber und Nieren und nährt das Yin des Blutes.

Radix Paeoniae alba stärkt das Blut und „hält das Yin zusammen" (adstringiert das *Yin*).

Man nennt diese beiden Bestandteile der Rezeptur oftmals: das Blut der Blut-wirksamen Medikamente.

Radix Angelicae sinensis nährt das Blut und bewegt es gleichzeitig. Man sagt deswegen, es ernähre das *Yang* des Blutes.

Rhizoma Chuanxiong bewegt das Blut und das *Qi*. Es löst Blockierungen auf und hilft, Schmerzen zu stillen.

Man spricht daher vom *Qi* der Blutarzneien.

Zusätzlich sorgt die saure, adstringierende Natur von Radix Paeoniae alba dafür, daß der scharfe und warme Geschmack von Radix Angelicae sinensis und Rhizoma Chuanxiong das *Yin* nicht verletzt.

Es ist interessant, daß *Zhu Dan-Xi*, der Gründer der *Yin-Pai*-Schule, auch Schule der Stärkung des *Yin* genannt (eine der vier großen Schulen der Inneren Medizin der *Jin-Yuan*-Dynastie) *Si Wu Tang* als Basisrezeptur zur Stärkung des *Yin* benutzte.

In seinem Werk *Dan Xi Zhi Fa Xin Yao* ("The Heart and Essence of Dan Xi's Methods of Treatment") führt *Zhu* zahlreiche Abwandlungen dieser Rezepturen zur Therapie der *Yin*-Schwäche und *Yin*-Hitze an.

Li Dong-Yuan, der Verfasser des Werks *Pi Wei Lun* ("Treatise on Spleen and Stomach") und Begründer der *Bu-Tu-Pai*-Schule („Schule zur Stärkung der Milz", eine weitere der vier großen Medizinschulen der *Jin-Yuan*-Zeit) und *Zhu Dan-Xi* beschäftigen sich beide mit der Therapie des gegenläufigen *Qi* aufgrund von Grübeln und Ärger, die das Herz verletzen.

Wenn übermäßige Anstrengung, mühsame Arbeit, Denkarbeit und Sorgen das Herz zu stark erwärmen, dann kann ministerielles Feuer über die Verbindung zwischen dem Herzen und der sogenannten unteren Quelle aufflackern. Diese Verbindung ist das *Chong-Mai*-Durchdringungsgefäß. Das *Chong Mai* ist bekannt als „Meer des Blutes", und das Herz regiert das Blut. Außerdem ernährt das Blut den Geist im Herzen und gibt ihm eine Heimat. So kann es dazu kommen, daß beides, gegenläufiges *Qi* und Hitze, im Herzen über das Blut behandelt werden können. *Zhu Dan-Xi* und seine Schüler haben zur Behandlung der vielen Varianten dieses Problems zahlreiche Modifizierungen von *Si Wu Tang* aufgeführt.

In der zeitgenössischen TCM wird die Rezeptur schwerpunktmäßig zur Behandlung folgender Erkrankungen angewendet: Blut-Mangel, irreguläre Menstruationsblutungen (d. h. zu früh, zu spät, zu spärlich, zuviel), Dysmenorrhö, uterine Blutungen, postpartale Lochien die nicht absteigen, Schmerzen im Unterleib, Abwechseln von Hitze und Kälte, Leberblockierung, Bauchschmerzen und fetale Blutungen sowie zahlreiche andere gynäkologische und geburtshilfliche Fragestellungen.

Obwohl *Si Wu Tang* wahrscheinlich im Westen die bekannteste chinesische gynäkologische Rezeptur ist, wird sie auch sehr breit für andere Innere und Äußere Erkrankungen benutzt. Man kann sie immer einsetzen, wenn Blut-Mangel oder eine Blut-Stase vorliegt. In China wird sie jedoch selten in ihrer reinen Form eingesetzt, sie wird vielmehr für eine Vielzahl verschiedener Probleme verwendet, indem die ursprüngliche Rezeptur durch Hinzunahme beziehungsweise Entfernen einzelner Bestandteile variiert wird.

Besonders wichtig ist die Modifizierung der Rezeptur, wenn ein Milz- oder Magen-Mangel oder auch Nässe in der Milz oder im Darm vorliegen, aber auch bei der Therapie akuter Notfälle, wie Kollapszustände oder Auszehrung wegen exzessiven Blutverlusts.

Im folgenden gebe ich eine auszugsweise Auflistung der Modifizierungsmöglichkeiten von *Si Wu Tang* an. Diese wurden von *Xu Hong-Yen* (auch *Hong-Yen Hsu* genannt) übersetzt und bearbeitet, und zwar in seinem Buch *Chong Yong Fang Ji Jia Jian Chi* ("A Compilation of Additions and Subtractions for Commonly Used Formulas" herausgegeben von der New Medical Publishing Society in Taiwan 1980). Ergänzt werden die Rezepturen durch eine Reihe von Modifizierungen aus verschiedenen alten und aktuellen chinesischen gynäkologischen Büchern und Rezeptesammlungen. Viele dieser Rezepte sind sehr interessant. Bei manchen wurde von den Autoren kein Disharmoniemuster angegeben, sondern lediglich eine Diagnose. Liegt so ein Fall vor, müssen die Art, die Natur und die Funktion der eingesetzten Arzneien analysiert werden, um das zugrundeliegende Disharmoniemuster zu verstehen.

Die gedankliche Auseinandersetzung mit dieser Rezeptesammlung kann Licht in verschiedene Aspekte der chinesischen Medizin bringen.

Weitere Informationen bezüglich der zahlreichen möglichen Variationen kann der interessierte Leser aus folgenden Veröffentlichungen entnehmen:

54

Schwester Mond: Die Diagnostik und Behandlung menstrueller Erkrankungen mit TCM. Verlag für TCM Dr. Erich Wühr, Kötzting/Bayer. Wald 1994

Path of Pregnancy, Vol. I: A Handbook of Traditional Chinese Gestational and Birthing Disease, Blue Poppy Press, Boulder, CO

Path of Pregnancy, Vol. II: A Handbook of Traditional Chinese Postpartum Disease, Blue Poppy Press, Boulder, CO

Verzeichnis der Variationen

1. Füge hinzu

Fructus Chaenomelis *(Mu gua)*,
Rhizoma Atractylodis *(Cang zhu)* und
Semen Coicis *(Yi yi ren)*,

um Blut- und *Qi*-Mangel in den Beinen zu behandeln, mit folgenden Symptomen: Zittern und Schwäche in beiden Beinen zusammen mit Müdigkeit und postpartalen Ödemen. Das ist eine Kombination von Nässe unten (Unterer Erwärmer) und Leber- und Nieren-Schwäche.

2. Füge hinzu

Plastrum Testudinis (Gui ban) und
Concha Haliotidis (Shi jue ming)

zur Behandlung von Schmerzen im Bereich der Brust- oder Halswirbelsäule sowie von subkutanen oder tiefen Ulzera.

3. Füge die Bestandteile von *Si Jun Zi Tang* („Vier Gentlemen Dekokt") hinzu

Radix Codonopsis pilosulae (Dang shen),
Rhizoma Atractylodis macrocephalae (Bai zhu),
Poria (Fu ling) und
Radix Glycyrrhizae tosta (Zhi gan cao),

wenn sowohl ein Blut- als auch ein *Qi*-Mangel vorliegt, der Magen und die Därme schwach sind und ein Mangel des Ursprungs-*Qi* vorliegt mit Anämie und trockener Haut und trockenem Haar.

Die Rezeptur heißt *Ba Zhen Tang* („Dekokt der Acht Perlen").

4. Füge hinzu

Cortex Phellodendri (Huang bai),
Radix Astragali (Huang qi) und
Ramulus cum Uncis Uncariae (Gou teng),

wenn ein Hochdruck aufgrund von Leere vorliegt, in Situationen, in denen die Anwendung von Radix Bupleuri oder Radix et Rhizoma Rhei kontraindiziert wäre.

5. Füge zu der unter 4. angeführten Modifikation hinzu

Cortex Eucommiae (Du zhong),

um eine Hypertonie mit Nieren- und Leber-Schwäche und Schmerzen der Lendenwirbelsäule zu behandeln.

6. Füge hinzu

Fructus Evodiae (Wu zhu yu),

wenn der Blutverlust während der Geburt sehr stark ist und die Lochien nicht enden wollen.

7. Füge hinzu

Cortex Cinnamomi (Rou gui),

wenn eine Blut-Leere mit abdominellen Schmerzen, Nachtschweiß und Angst vor Wind vorliegt.

8. Füge hinzu

Radix Gentianae macrophyllae (Qin jiao) und
Rhizoma seu Radix Notopterygii (Qiang huo)

im Falle von Kopfwind, Schwindel und Benommenheit. Dies ist auf gegenläufiges *Qi* zurückzuführen, das das *Chong Mai* angreift und auf einen Yin Mangel im *Tai Yang*.

9. Füge hinzu

Cortex Magnoliae officinalis (Hou po) und
Pericarpium Citri reticulatae (Chen pi)

zur Behandlung von Leere/Schwäche in der *Qi*-Ebene verbunden mit trüber Nässe.

10. Füge hinzu

Rhizoma Coptidis (Huang lian) und
Fructus Gardeniae (Zhi zi),

wenn Fieber das Herz verletzt und Schlaflosigkeit vorliegt.

11. Füge hinzu

Rhizoma Zingiberis (Gan jiang) und
Radix lateralis Aconiti praeparata (Fu zi),

um Bauchschmerzen vom Kälte/Leeretyp mit spontanen Schweißausbrüchen, klarem Urin und Inkontinenz zu behandeln.

12. Füge hinzu

Rhizoma Atractylodis macrocephalae (Bai zhu) und
Poria (Fu ling),

um konstitutionell schwaches Mitte-*Qi* zu behandeln, das mit „kaltem Fleisch" und Nachtschweiß einhergeht.

13. Füge hinzu

Rhizoma seu Radix Notopterygii (Qiang huo) und
Radix Saposhnikoviae (Fang feng),

um *Qi*- und Blut-Mangel mit Schwindel zu behandeln. Diese zwei Arzneien dringen in den *Tai Yang* ein und heilen gegenläufiges *Qi*.

14. Füge hinzu

Radix Aucklandiae (Mu xiang) und
Radix Curcumae (Yu jin)

zur Behandlung von rebellierendem Blut und *Qi*, das das Herz und das obere Abdomen angreift und im unteren Abdomen Fülle und Spannung erzeugt.

15. Füge hinzu

Rhizoma Corydalis (Yan hu suo) und
Fructus Toosendan (Chuan lian zi),

um Leere-Kälte-Schmerz im Unterleib zu therapieren, die mit Schmerzen der Halswirbelsäule und der Lendenwirbelsäule einhergehen.

16. Lasse weg

Radix Rehmanniae praeparata (Shu di huang)

und füge hinzu

Rhizoma Zingiberis (Gan jiang),

um unerträgliche Bauchschmerzen zu behandeln, die auf eine Blut-Mangel zurückzuführen sind.

17. Füge hinzu

Rhizoma Zingiberis (Gan jiang) und
Radix Glycyrrhizae (Gan cao),

um die untere Quelle zu nähren.

18. Füge hinzu

Rhizoma Corydalis (Yan hu suo)

bei Schmerzen der „*Qi*-Kammer" im unteren Abdomen.

19. Verdopple die Dosis von

Radix Angelicae sinensis (Dang gui) und
Radix Paeoniae alba (Bai shao),

wenn ein bohrender abdomineller Schmerz vorliegt und sich die Nachgeburt nicht löst.

20. Verdopple die Dosis von

Radix Rehmanniae praeparata (Shu di huang)

und füge hinzu

Cortex Cinnamomi (Rou gui)

bei Bauchschmerzen, die auf Druck besser werden, und wenn die Menstruation nicht einfach ist.

21. Füge hinzu

Flos Rosae rugosae (Gui hua) und
Flos Carthami (Hong hua),

wenn die Menstruation wegen einer Stase spärlich ist.

22. Füge hinzu

Radix Rehmanniae praeparata (Shu di huang) und
Radix Angelicae sinensis (Dang gui),

wenn das „Menstruationswasser" spärlich und nicht harmonisch (d. h. bläßlich) ist.

23. Füge hinzu
Rhizoma Coptidis (Huang lian)

bei Bauchschmerzen.

24. Füge hinzu

Rhizoma Coptidis (Huang lian) und
Radix Scutellariae (Huang qin),

wenn das „Menstruationswasser" aufgrund von Hitze wie schwarzer Bohnensaft aussieht.

25. Füge hinzu

Radix Scutellariae (Huang qin) und
Rhizoma Atractylodis macrocephalae (Bai zhu),

wenn die Menstruation wegen *Qi*-Mangels sehr stark ist.

26. Füge hinzu

Halloysitum rubrum (Chi shi zhi),
Radix Astragali (Huang qi),
Cortex Cinnamomi (Rou gui),
Pulvis carbonisatus Fumi (Bai cao shuang),
Nodus Nelumbinis rhizomatis (Ou jie),
Fibra Stipulae Trachycarpi carbonisata (Zong lü tan),
Semen Myristicae (Rou dou kou),
Radix Codonopsis pilosulae (Dang shen),
Radix Aucklandiae (Mu xiang),
Fossilia ossis Mastodi (Long gu),
Rhizoma Atractylodis macrocephalae (Bai zhu),
Poria (Fu ling) und
Radix Sanguisorbae (Di yu),

bei Blutungen nach Geschlechtsverkehr.

27. Füge hinzu

Radix Rehmanniae (Sheng di huang) und
Pollen Typhae (Pu huang),

wenn die Blutung flutartig ist, d. h. Menorrhagie oder Metrorrhagie aufgrund von Hitze.

28. Füge hinzu

Pulvis carbonisatus Fumi (Bai cao shuang),
Fibra Stipulae Trachycarpi carbonisata (Zong lü tan),
Flos Gossampini carbonisatus (Shou mian tan),

Pollen Typhae (Pu huang),
Fossilia ossis Mastodi (Long gu) und
Rhizoma Zingiberis album (Bai jiang),

um das Blut zu nähren und das überbordende Bluten zu stoppen.

29. Füge hinzu

Rhizoma Cyperi (Xiang fu) und
Ramulus Cinnamomi (Gui zhi),

wenn roter und weißer abnormaler Ausfluß zu behandeln sind, die auf trübe Nässe und unterdrückte Hitze zurückzuführen sind.

30. Füge hinzu

Colla Corii Asini (E jiao) und
Folium Artemisiae Argyi (Ai ye),

wenn eine Leere-Kälte des Uterus mit übermäßiger Blutung vorliegt.

31. Füge hinzu

Pericarpium Citri reticulatae (Chen pi) und
Radix Astragali (Huang qi),

falls das Menstruationswasser nicht ausgeglichen ist und gegenläufiges *Qi* das Herz angreift.

32. Füge hinzu

Fossilia ossis Mastodi (Long gu),
Radix Rehmanniae praeparata (Shu di huang) (Dosierung erhöhen) und
Radix Angelicae sinensis (Dang gui) (Dosierung erhöhen),

um weiße Trübung und weißen Ausfluß zu behandeln. Damit sind zwei pathologische Ausflußvarianten gemeint, die primär auf Leere im Unterbauch zurückzuführen sind.

33. Füge hinzu

Rhizoma Curcumae (E zhu),
Rhizoma Sparganii (San leng) und
Cortex Cinnamomi (Rou gui)

zur Behandlung von stagniertem Menstruationsblut und Stagnation mit Schmerzen im Abdomen.

34. Füge hinzu

Semen Persicae (Tao ren) und
Flos Carthami (Hong hua),

wenn das Blut stagniert und nicht frei fließen kann.

35. Füge hinzu

Fructus Evodiae (Wu zhu yu) und
Radix Glycyrrhizae (Gan cao),

wenn *Qi* und Blut nicht ausgeglichen sind.

36. Füge hinzu

Radix Bupleuri (Chai hu),
Radix Scutellariae (Huang qin) und
Cortex Lycii (Di gu pi),

um postpartale quälende Hitze und Fieberschübe zu behandeln.

37. Füge hinzu

Radix Ophiopogonis (Mai dong) und
Radix Scutellariae (Huang qin)

zur Behandlung von Leere-Hitze, die den Mund austrocknet.

38. Füge hinzu

Concha Ostreae (Mu li) und
Radix Ephedrae (Ma huang gen)

zur Behandlung von übermäßigem Leere-Schweiß.

39. Füge hinzu

Rhizoma Chuanxiong (Chuan xiong) (Dosierung erhöhen),
Radix Bupleuri (Chai hu) und
Radix Saposhnikoviae (Fang feng),

wenn Hitze aufsteigenden Wind verursacht.

40. Füge hinzu

Herba Schizonepetae (Jing jie) und
Radix Bupleuri (Chai hu)

zur Therapie von *Qi*- und Blut-Akkumulation.

41. Füge hinzu

Radix et Rhizoma Rhei (Da huang) und
Semen Persicae (Tao ren)

zur Behandlung eines erschwerten, knotenförmigen Stuhlgangs.

42. Füge hinzu

Cortex Cinnamomi (Rou gui) und
Radix lateralis Aconiti praeparata (Fu zi),

zur Behandlung lockerer, schlüpfriger Stühle.

43. Füge hinzu

Rhizoma Atractylodis macrocephalae (Bai zhu) und
Radix Ginseng (Ren shen)

gegen Erbrechen (vermutlich morgendliches Erbrechen).

44. Füge hinzu

Herba Agastachis rugosae (Huo xiang),
Rhizoma Atractylodis macrocephalae (Bai zhu) und
Radix Ginseng (Ren shen),

um „unstillbares" Erbrechen zu behandeln (wahrscheinlich wieder morgendliches Erbrechen).

45. Füge hinzu

Cortex Mori (Sang bai pi),
Rhizoma Pinelliae (Ban xia),
Radix Ginseng (Ren shen),

Rhizoma Zingiberis recens (Sheng jiang),
Fructus Schisandrae (Wu wei zi) und
Radix Glycyrrhizae (Gan cao)

zur Behandlung des Hustens (hiermit ist *Zi Sou,* der „fötale Husten", während der Schwangerschaft gemeint.)

46. Füge hinzu

Rhizoma Zingiberis (Gan jiang) und
Cortex Moutan (Mu dan pi),

falls Hitze und Kälte einander abwechseln.

47. Füge hinzu

Rhizoma Anemarrhenae (Zhi mu) und
Gypsum fibrosum (Shi gao),

wenn Leere-Hitze mit viel Durst vorliegt.

48. Füge hinzu

Fructus Aurantii (Zhi qiao) und
Pericarpium Citri reticulatae viride (Qing pi),

wenn Völle und Druck im Abdomen und im Herzen vorliegen.

49. Füge hinzu

Radix Ephedrae (Ma huang gen)

zur Behandlung des Leere-Schwitzens

50. Füge hinzu

Fructus Tritici levis (Fu xiao mai),

wenn es sich um extremes Leere-Schwitzen handelt.

51. Füge hinzu

Radix Ginseng (Ren shen),
Radix Bupleuri (Chai hu) und
Radix Saposhnikoviae (Fang feng)

zur Behandlung von Leere-Kälte.

52. Füge hinzu

Pericarpium Citri reticulatae viride (Qing pi)

bei Wind-Erkrankung älterer Leute

53. Füge hinzu

Herba Menthae (Bo he) und
Folium Camelliae (Qing cha) für rote Augen,

bei Wind-Hitze.

54. Füge hinzu

Radix Saposhnikoviae (Fang feng) und
Radix Scutellariae (Huang qin),

wenn der Patient an Wind-Hitze erkrankt ist.

55. Füge hinzu

Pericarpium Arecae (Da fu pi),
Semen Phaseoli (Chi xiao dou),
Poria (Fu ling) und
Rhizoma Zingiberis recens (Sheng jiang),

wenn die Beine geschwollen sind.

56. Füge hinzu

Folium Artemisiae Argyi (Ai ye),
Bulbus Allii fistulosi (Cong bai),
Colla Corii Asini (E jiao) und
Radix Astragali (Huang qi)

und reduziere die Bestandteile von *Si Wu Tang* um die Hälfte und
Radix Angelicae sinensis um mehr als die Hälfte,

wenn nach unten drängende Blutungen nicht aufhören.

57. Füge hinzu

Radix Aucklandiae (Mu xiang) und
Fructus Foeniculi (Xiao hui xiang),

bei blockierten *Qi* im Dünndarm während der Schwangerschaft.

58. Füge hinzu

Caulis Bambusae in taeniam (Zhu ru)

bei Beunruhigung des Herzens während der Schwangerschaft.

59. Füge hinzu

Pericarpium Citri reticulatae (Chen pi),
Fructus Aurantii (Zhi qiao),
Rhizoma Atractylodis macrocephalae (Bai zhu),
Poria (Fu ling) und
Radix Glycyrrhizae (Gan cao)

bei Schwangerschaftsübelkeit mit grünem Gesicht und fehlendem Verlangen nach Essen und Trinken.

60. Füge hinzu

Semen Persicae (Tao ren),
Lignum Sappan (Su mu) und
Radix Achyranthis bidentatae (Niu xi)

bei postpartalem Wochenfluß mit Bauchschmerzen.

61. Füge hinzu

Rhizoma Zingiberis recens (Sheng jiang)

zur postpartalen Stärkung des „Meer des Blutes".

62. Kombiniere *Si Wu Tang* mit *Xiao Chai Hu Tang* (kleines Bupleurum Dekokt):

Radix Bupleuri (Chai hu),
Radix Codonopsis pilosulae (Dang shen),
Radix Scutellariae (Huang qin),
Rhizoma Pinelliae (Ban xia),
Radix Glycyrrhizae tosta (Zhi gan cao),
Fructus Jujubae (Da zao) und
Rhizoma Zingiberis recens (Sheng jiang)

zur Behandlung der nachgeburtlichen Leere-Schwäche, die sich allmählich in eine „Schwellungserkrankung" umwandelt.

63. Füge hinzu

Fructus Aurantii (Zhi qiao) und
Cortex Cinnamomi (Rou gui)

bei postpartalem abdominellem Spannungsgefühl.

64. Füge hinzu

Radix Bupleuri (Chai hu) und
Radix Ophiopogonis (Mai dong),

wenn nach der Geburt abwechselnd Hitze und Kälte zusammen mit Durst und trockenen Augen auftreten.

65. Füge hinzu

Herba Asari (Xi xin),
Rhizoma seu Radix Notopterygii (Qiang huo),
Herba Schizonepetae (Jing jie),
Radix Glycyrrhizae (Gan cao),
Herba Equiseti hiemalis (Mu zei) und
Concha Haliotidis (Shi jue ming)

zur Behandlung postpartaler Augenerkrankungen.

66. Füge hinzu

Rhizoma seu Radix Notopterygii (Qiang huo),
Radix Saposhnikoviae (Fang feng),
Lignum Sappan (Su mu) und
Herba Asari (Xi xin),

wenn Knochen und Sehnen der Extremitäten quälend schmerzen und gleichzeitig Angst vor Kälte besteht.

67. Füge hinzu

Colla Corii Asini (E jiao) und
Rhizoma Coptidis (Huang lian),

wenn blutige Dysenterie vom Fülle-Hitze-Typ vorliegt.

68. Füge die Arzneien des *Wu Ling San* (Fünf *Ling* Puder) hinzu:

Rhizoma Alismatis (Ze xie),
Poria (Fu ling),
Polyporus (Zhu ling),
Rhizoma Atractylodis macrocephalae (Bai zhu) und
Ramulus Cinnamomi (Gui zhi),

wenn der Urin blutig ist.

69. Lasse weg

Radix Rehmanniae praeparata (Shu di huang)

und füge hinzu

Semen Persicae (Tao ren),
Cortex Moutan (Mu dan pi),
Radix Achyranthis bidentatae (Niu xi),
Rhizoma Corydalis (Yan hu suo),
Rhizoma Zingiberis (Gan jiang),
Cortex Cinnamomi (Rou gui),

Cortex Magnoliae officinalis (Hou po),
Fructus Aurantii (Zhi qiao),
Flos Carthami (Hong hua),
Radix Aucklandiae (Mu xiang) und
Rhizoma Cyperi (Xiang fu),

wenn die Menses lange ausgeblieben und schwammige Ödeme vorhanden sind.

70. Füge die Arzneien von *Si Jun Zi Tang* (Vier Gentlemen Dekokt) hinzu:

Radix Ginseng (Ren shen),
Rhizoma Atractylodis macrocephalae (Bai zhu),
Poria (Fu ling),
Radix Glycyrrhizae tosta (Zhi gan cao) und
Rhizoma Zingiberis (Gan jiang),

falls nach Abschluß der Menses Schmerzen auftreten.

71. Füge hinzu

Radix Linderae (Wu yao) und
Cortex Cinnamomi (Rou gui)

zur Behandlung schmerzender Hitze in den Händen, Füßen und im Herzen.

72. Füge hinzu

Radix Scutellariae (Huang qin),
Cortex Lycii (Di gu pi),
Radix Bupleuri (Chai hu) und
Bulbus Lilii (Bai he),

wenn die Hitze in Händen, Füßen und Herzen quälend ist.

73. Füge hinzu

Radix Ophiopogonis (Mai dong),
Radix Puerariae (Ge gen) und
Fructus Mume (Wu mei),

wenn der Mund trocken und der Durst wegen Säftemangels quälend ist.

74. Füge hinzu

Cortex Mori (Sang bai pi),
Herba Ephedrae (Ma huang) und
Fructus Schisandrae (Wu wei zi)

bei Husten.

75. Füge hinzu

Pericarpium Citri reticulatae (Chen pi),
Rhizoma Cyperi (Xiang fu) und
Rhizoma Zingiberis recens (Sheng jiang),

wenn das Gesicht ungesund gelblich aussieht.

76. Füge hinzu

Radix Saposhnikoviae (Fang feng) und
Radix Scutellariae (Huang qin)

bei Blut-Hitze-Erkrankungen von Kindern mit Geschwüren, Schwellungen und Juckreiz, die sich über den halben Körper ausbreiten.

77. Füge hinzu

Folium Artemisiae Argyi (Ai ye),
Colla Corii Asini (E jiao),
Cortex Eucommiae (Du zhong),
Bulbus Allii fistulosi (Cong bai) und
Reiswein (Huang jiu)

zur Behandlung der Leere-Kälte-Obstruktion des Uterus (damit sind Schmerzen während der Schwangerschaft gemeint).

78. Füge hinzu

Radix Scutellariae (Huang qin),
Rhizoma Anemarrhenae (Zhi mu) und
Cortex Phellodendri (Huang bai)

zur Therapie der „Kind-Strangurie" (schmerzhaftes und schwieriges Wasserlassen während der Schwangerschaft) wegen Hitze, die wiederum auf kombinierten (Yin-)Mangel in Leber und Nieren zurückzuführen ist.

79. Füge hinzu

Radix Ginseng (Ren shen),
Rhizoma Atractylodis macrocephalae (Bai zhu),
Pericarpium Citri reticulatae (Chen pi),
Rhizoma Cimicifugae (Sheng ma) und
Radix Glycyrrhizae (Gan cao)

zur Behandlung des „rotierten Uterus" (behinderte Miktion in der Schwangerschaft) und zur Behandlung von Blut-Mangel.

80. Füge hinzu

Cortex Cinnamomi (Rou gui),
Rhizoma Corydalis (Yan hu suo),
Fructus Aurantii (Zhi qiao),
Rhizoma Cyperi (Xiang fu),
Semen Arecae (Bing lang) und
Radix Aucklandiae (Mu xiang)

bei schwerer Geburt wegen *Qi*-Blockierung und Blut-Stase.

81. Füge hinzu

Radix Scutellariae (Huang qin),
Radix Ginseng (Ren shen),
Radix Bupleuri (Chai hu) und
Radix Glycyrrhizae tosta (Zhi gan cao)

bei drohender Fehlgeburt, aufgrund von Ärger, der die Leber angreift.

82. Füge hinzu

Radix Scutellariae (Huang qin),
Colla Corii Asini (E jiao),
Folium Perillae (Zi su ye),
Fructus Schisandrae (Wu wei zi) und
Radix Glycyrrhizae tosta (Zhi gan cao)

bei drohender Fehlgeburt aufgrund von Traurigkeit und Melancholie, die die Lunge angreifen.

83. Füge hinzu

Radix Dipsaci (Xu duan),
Cortex Phellodendri (Huang bai) (trocken geröstet),
Cortex Eucommiae (Du zhong) (trocken geröstet) und
Fructus Schisandrae (Wu wei zi)

bei drohender Fehlgeburt wegen Angst, die die Nieren verletzt.

84. Füge hinzu

Rhizoma Atractylodis macrocephalae (Bai zhu),
Radix Ginseng (Ren shen),
Pericarpium Citri reticulatae (Chen pi),
Rhizoma Cyperi (Xiang fu) und
Radix Glycyrrhizae tosta (Zhi gan cao)

bei drohender Fehlgeburt wegen Sorgen und nicht bewältigter Angst, die die Milz verletzen.

85. Füge hinzu

Rhizoma Coptidis (Huang lian),
Radix Scutellariae (Huang qin),
Rhizoma Atractylodis macrocephalae (Bai zhu),
Radix Ophiopogonis (Mai dong) und
Radix Glycyrrhizae tosta (Zhi gan cao)

bei drohender Fehlgeburt wegen übermäßiger Freude, die das Herz verletzt.

86. Ersetze

Radix Rehmanniae praeparata (Shu di huang) durch Radix Rehmanniae (Sheng di huang)

und füge hinzu

Colla Corii Asini (E jiao) (trocken geröstet),
Pollen Typhae (Pu huang),
Herba Schizonepetae (Jing jie) (trocken geröstet),
Radix Scutellariae (Huang qin),
Cortex Phellodendri (Huang bai) (trocken geröstet) und
Radix Bupleuri (Chai hu)

bei Leber-Stagnation und verfrühter sowie zu starker Menstruation aufgrund von Blut-Hitze.

87. Ersetze

Radix Rehmanniae praeparata (Shu di huang) durch Radix Rehmanniae (Sheng di huang)

und füge hinzu

Radix Scutellariae (Huang qin),
Rhizoma Coptidis (Huang lian),
Cortex Phellodendri (Huang bai) und
Fructus Gardeniae (Zhi zi)

bei verfrühter und übermäßiger Menstruation und Hautrötungen durch Nässe-Hitze.

Dieses Rezept heißt dann *Wen Qing Yin*. Es wird oft in der klinischen Praxis durch Hinzufügen von Radix Astragali Membranacei (*Huang Qi*) und Radix Glycyrrhizae (*Gan Cao*) modifiziert.

88. Füge hinzu

Radix Scutellariae (Huang qin) und
Herba Schizonepetae carbonisata (Hei jing jie)

bei frühzeitig eintretender Periode aufgrund von Leere-Hitze, kompliziert durch Blut-Mangel.

89. Füge hinzu

Fructus Toosendan (Chuan lian zi) und
Rhizoma Cyperi (Xiang fu),

wenn zu der Symptomatik unter 88. noch Bauchschmerzen hinzukommen.

90. Füge hinzu

Radix Bupleuri (Chai hu),

wenn zu der Symptomatik unter 88. noch prämenstruelle Schmerzen in der Brust hinzukommen.

91. Füge hinzu

Radix Dipsaci (Xu duan) und
Cortex Eucommiae (Du zhong),

wenn zu der Symptomatik unter 88. noch lumbale Schmerzen auftreten.

92. Füge hinzu

Folium Artemisiae Argyi (Ai ye),
Rhizoma Cyperi (Xiang fu),
Fructus Evodiae (Wu zhu yu) und
Ramulus Cinnamomi (Gui zhi)

bei protrahierter Menstruation wegen Leere-Kälte.

93. Füge hinzu

Rhizoma Cyperi (Xiang fu) und
Rhizoma Coptidis (Huang lian)

bei protrahierter Menstruation wegen Hitze, die das Blut auszehrt.

94. Füge hinzu

Radix Astragali (Huang qi),
Pericarpium Citri reticulatae (Chen pi) und
Rhizoma Cimicifugae (Sheng ma)

bei protrahierter Menstruation aufgrund von *Qi-* und Blutmangel.

95. Füge hinzu

Radix Bupleuri (Chai hu),
Rhizoma Cyperi (Xiang fu),
Radix Curcumae (Yu jin),
Radix Salviae miltiorrhizae (Dan shen),
Fructus Citri sarcodactylis (Fo shou) und
Flos Mume (Lu o mei)

bei protrahierter Menstruation aufgrund von blockiertem *Qi*.

96. Füge hinzu

Rhizoma Atractylodis macrocephalae (Bai zhu),
Herba Schizonepetae carbonisata (Hei jing jie),
Fructus Corni (Shan zhu yu),
Radix Dipsaci (Xu duan) und
Radix Glycyrrhizae (Gan cao)

bei übermäßiger Menstruation wegen Geschlechtsverkehr während der Menstruation.

97. Füge hinzu

Radix Pseudostellariae (Tai zi shen),
Fructus Lycii (Gou qi zi),
Radix Salviae miltiorrhizae (Dan shen),
Colla Corii Asini (E jiao) und
Rhizoma Atractylodis macrocephalae (Bai zhu)

bei spärlicher Menstruation aufgrund von Blut-Mangel.

98. Füge hinzu

Rhizoma Zingiberis carbonisatum (Hei jiang),
Cortex Cinnamomi (Rou gui),
Fructus Evodiae (Wu zhu yu) und
Fructus Piperis longi (Bi ba)

bei verspäteter oder spärlicher Menstruation wegen Blut-Mangel, kompliziert durch Kälte.

99. Füge hinzu

Semen Persicae (Tao ren),
Flos Carthami (Hong hua),
Rhizoma Cyperi (Xiang fu) und
Radix Linderae (Wu yao)

bei spärlicher Menstruation aufgrund von Blut-Stase kompliziert durch *Qi*-Stagnation.

100. Füge hinzu

Rhizoma Pinelliae (Ban xia),
Radix Glycyrrhizae (Gan cao),

Pericarpium Citri reticulatae (Chen pi) und
Rhizoma Zingiberis recens (Sheng jiang)

bei spärlicher Menstruation aufgrund von Nässe-Schleim.

101. Füge hinzu

Flos Carthami (Hong hua),
Semen Persicae (Tao ren),
Rhizoma Corydalis (Yan hu suo),
Herba Leonuri (Yi mu cao) und
Radix Aucklandiae (Mu xiang)

bei schmerzhafter Menstruation wegen *Qi*-Stagnation und Blut-Stase.

102. Füge hinzu

Radix Codonopsis pilosulae (Dang shen),
Radix Astragali (Huang qi),
Rhizoma Cyperi (Xiang fu),
Rhizoma Corydalis (Yan hu suo),
Radix Glycyrrhizae (Gan cao) und
Radix Salviae miltiorrhizae (Dan shen)

bei schmerzhafter Menstruation wegen *Qi*- und Blut-Mangel.

103. Füge hinzu

Rhizoma Coptidis (Huang lian),
Cortex Phellodendri (Huang bai),
Rhizoma Anemarrhenae (Zhi mu),
Colla Corii Asini (E jiao),
Rhizoma Cyperi (Xiang fu),
Radix Glycyrrhizae (Gan cao),
Cortex Moutan (Mu dan pi) und
Radix Achyranthis bidentatae (Niu xi)

bei Nasenbluten während der Periodenblutung aufgrund von blockiertem Leber-*Qi*, das sich in Hitze umgewandelt hat.

104. Füge hinzu

Herba Ephedrae (Ma huang),

um bei Körperschmerzen die Oberfläche während der Menstruationsblutung aufgrund von Eindringen äußerer pathogener Faktoren zu entlasten, was erst aufgrund der vorliegenden Leere möglich wurde.

105. Füge hinzu

Ramulus Cinnamomi (Gui zhi)

bei Körperschmerzen während der Menstruationsblutung aufgrund äußerer pathogener Faktoren mit deutlichem Frieren und Angst vor Kälte.

106. Füge hinzu

Radix Puerariae (Ge gen),
Folium Perillae (Zi su ye) und
Pericarpium Citri reticulatae (Chen pi)

bei Körperschmerzen während der Menstruation wegen eines grippalen Infekts, der mit einer verstopften oder laufenden Nase einhergeht.

107. Füge hinzu

Radix Gentianae macrophyllae (Qin jiao),
Fructus Chaenomelis (Mu gua),
Semen Coicis (Yi yi ren),
Excrementum Bombycis (Can sha),
Herba Cistanches (Rou cong rong) und
Radix Glycyrrhizae (Gan cao)

bei Körperschmerzen während der Menstruation wegen Blut-Mangel, so daß das Blut die Sehnen nicht ernähren kann.

108. Füge hinzu

Fructus Mori (Sang shen),
Fructus Viticis (Man jing zi) und
Folium Eriocauli (Gu jing cao)

bei Kopfschmerzen während der Menstruation aufgrund von aufsteigendem Leber-Yang.

109. Ersetze

Radix Rehmanniae praeparata (Shu di huang) durch Radix Rehmanniae (Sheng di huang)
und

füge hinzu

Semen Armeniacae (Xing ren),
Folium Perillae (Zi su ye),
Fructus Jujubae (Da zao) und
Rhizoma Zingiberis recens (Sheng jiang)

bei Fieber aufgrund eines grippalen Infekts während der Menstruation.

110. Ersetze

Radix Rehmanniae praeparata (Shu di huang) durch Radix Rehmanniae (Sheng di huang)
und Radix Paeoniae alba (Bai shao) durch Radix Paeoniae rubra (Chi shao) und

füge hinzu

Flos Lonicerae (Jin yin hua),
Periostracum Cicadae (Chan tui),
Radix Platycodi (Jie geng),
Fructus Forsythiae (Lian qiao) und
Herba Ephedrae (Ma huang)

bei Hautausschlag während der Menstruation.

111. Ersetze

Radix Rehmanniae praeparata (Shu di huang) durch Radix Rehmanniae (Sheng di huang)
und

füge hinzu

Pollen Typhae (Pu huang),
Faeces Trogopterori (Wu ling zhi),
Radix Notoginseng (San qi),
Radix Rubiae carbonisata (Qian cao tan) und
Colla Corii Asini (E jiao)

bei einer Metrorrhagie aufgrund von Blut-Stase.

112. Füge hinzu

Radix Ginseng (Ren shen),
Fructus Evodiae (Wu zhu yu),
Rhizoma Zingiberis recens (Sheng jiang) und
Fructus Jujubae (Da zao)

bei einer Postmenopausenblutung aufgrund von Leere.

113. Im Frühjahr verdopple man grundsätzlich die Menge von Rhizoma Chuanxiong (Chuan xiong).

114. Im Sommer verdopple man grundsätzlich die Menge von Radix Angelicae sinensis (Dang gui).

115. Im Herbst verdopple man grundsätzlich die Menge von Radix Paeoniae alba (Bai shao).

116. Im Winter verdopple man grundsätzlich die Menge von Radix Rehmanniae praeparata (Shu di huang).

117. Füge hinzu

Rhizoma Zingiberis tostum (Pao jiang),

wenn sich durch Erschöpfung ein Leere-Zustand ergeben hat, wodurch sich die Lochien nicht einstellen.

118. Füge hinzu

Rhizoma Zingiberis tostum (Pao jiang),

wenn die Lochien sich nicht einstellen wollen und Bauchschmerzen vorliegen, die sich auf Druck bessern.

119. Füge hinzu

Colla Corii Asini (E jiao),
Radix Ginseng (Ren shen),
Radix Astragali (Huang qi) und
Terra Flava usta (Fu long gan)

bei Lochiorrhö mit Bauchschmerzen vom Leere-Typ.

120. Ersetze

Radix Rehmanniae praeparata (Shu di huang) durch Radix Rehmanniae (Sheng di huang) und

füge hinzu

Radix Achyranthis bidentatae (Niu xi),
Pollen Typhae (Pu huang) und
Faeces Trogopterori (Wu ling zhi)

bei Lochiorrhö wegen Blut-Stase.

121. Füge hinzu

Semen Armeniacae (Xing ren) und
Folium Perillae (Zi su ye)

zur Behandlung von postpartalem Fieber durch äußeren Angriff von Wind-Kälte.

122. Füge hinzu

Radix Bupleuri (Chai hu) und
Bulbus Allii fistulosi (Cong bai)

gleichfalls zur Behandlung von postpartalem Fieber durch äußeren Angriff von Wind-Kälte.

123. Füge hinzu

Herba Schizonepetae (Jing jie),
Radix Saposhnikoviae (Fang feng) und
Folium Perillae (Zi su ye)

wiederum zur Behandlung von postpartalem Fiebers durch äußeren Angriff von Wind-Kälte.

124. Füge hinzu

Rhizoma Zingiberis tostum (Pao jiang),
Radix Ginseng (Ren shen) und
Radix Glycyrrhizae tosta (Zhi gan cao)

zur Behandlung von postpartalem Fieber durch *Qi*- und Blut-Mangel.

125. Füge hinzu

Radix Ginseng (Ren shen),
Radix Bupleuri (Chai hu) und
Rhizoma Atractylodis macrocephalae (Bai zhu)

zur Behandlung von postpartalem Schwindel durch blockiertes *Qi* im Leber-Meridian.

126. Füge hinzu

Radix Astragali (Huang qi),
Radix Achyranthis bidentatae (Niu xi),
Fructus Chaenomelis (Mu gua),
Radix Dipsaci (Xu duan),
Ramulus Taxilli (Sang ji sheng) und
Radix Gentianae macrophyllae (Qin jiao)

zur Behandlung von Schmerzen im unteren Rücken wegen Blut- und *Qi*-Mangel.

127. Füge hinzu

Radix Trichosanthis (Tian hua fen) und
Radix Ophiopogonis (Mai dong)

bei postpartalem Durst.

128. Füge hinzu

Herba Cistanches (Rou cong rong),
Semen Platycladi (Bai zi ren),
Radix Polygoni multiflori (He shou wu) und
Semen Cannabis (Huo ma ren)

zur Behandlung von postpartaler Obstipation durch Yin- und Blut-Mangel.

129. Füge hinzu

Herba Cistanches (Rou cong rong),
Semen Pini (Song ren) und
Semen Sesami nigrum (Hei zhi ma)

gleichfalls zur Behandlung von postpartaler Obstipation durch Yin- und Blut-Mangel.

130. Füge hinzu

Pollen Typhae (Pu huang),
Herba Dianthi (Qu mai),
Semen Persicae (Tao ren),
Radix Achyranthis bidentatae (Niu xi),
Talcum (Hua shi),
Radix Glycyrrhizae (Gan cao),
Radix Aucklandiae (Mu xiang) und
Caulis Akebiae (Mu tong)

zur Therapie von postpartaler Harnverhaltung aufgrund einer *Qi*-Blockierung.

131. Füge hinzu

Radix Ginseng (Ren shen),
Radix Platycodi (Jie geng),
Radix Glycyrrhizae (Gan cao),
Radix Ophiopogonis (Mai dong) und
Rhizoma Atractylodis macrocephalae (Bai zhu)

und ersetze

Radix Rehmanniae praeparata (Shu di huang) durch Radix Rehmanniae (Sheng di huang)
und Radix Paeoniae alba (Bai shao) durch Radix Paeoniae rubra (Chi shao)

zur Therapie von Muttermilchmangel durch *Qi*-und Blut-Mangel.

132. Füge hinzu

Radix Trichosanthis (Tian hua fen),
Semen Vaccariae (Wang bu liu xing),
Caulis Akebiae (Mu tong) und
Schweinefuß (Zhu ti)

gleichfalls zur Behandlung des Muttermilchmangels durch *Qi*- und Blut-Mangel.

133. Füge hinzu

Cortex Moutan (Mu dan pi) und
Cortex Lycii (Di gu pi)

zur Therapie der vorzeitigen Periode mit gleichzeitigem „heißen Knochen".

134. Ersetze generell

Radix Paeoniae alba (Bai shao) durch Radix Paeoniae rubra (Chi shao)

bei vorherrschender Blut-Stase

135. Ersetze generell

Radix Rehmanniae praeparata durch Radix Rehmanniae

bei Hitze.

136. Füge hinzu

Rhizoma Coptidis (Huang lian),
Radix Scutellariae (Huang qin) und
Radix et Rhizoma Rhei (Da huang)

zur Behandlung von Übelkeit, aber auch von Nasenbluten während der Menstruation aufgrund
von Fülle-Hitze.

137. Füge hinzu

Semen Ziziphi spinosae (Suan zao ren),
Fructus Chaenomelis (Mu gua) und
Radix Glycyrrhizae tosta (Zhi gan cao)

zur Behandlung von Leber-Blut- und Leber-Yin-Mangel mit Schwindel, Tinnitus, trockenen Augen, Photophobie, unscharfem Sehen, Reizbarkeit, Taubheit und Muskelzuckungen.

138. Füge hinzu

Radix et Rhizoma Rhei (Da huang),
Natrii Sulfas (Mang xiao) und
Radix Glycyrrhizae (Gan cao)

zur Behandlung der Amenorrhö wegen Blut-Stase und Fülle-Hitze.

139. Füge hinzu

Radix Ophiopogonis (Mai dong),
Cortex Phellodendri (Huang bai),
Rhizoma Atractylodis (Cang zhu),
Cortex Eucommiae (Du zhong),
Fructus Schisandrae (Wu wei zi),
Radix Ginseng (Ren shen),
Rhizoma Coptidis (Huang lian),
Rhizoma Anemarrhenae (Zhi mu) und
Radix Achyranthis bidentatae (Niu xi)

zur Behandlung von Atrophie und Schlaffheit, weil das Blut die Sehnen nicht ernährt, Nässe und Hitze sowie Lungen- und Milz-*Qi*-Mangel. Dies wird gemäß *Li Dong-Yuan* durch *Yin Huo* oder Yin-Feuer-Muster mit Atrophie der unteren Extremitäten repräsentiert.

140. Lasse weg

Rhizoma Chuanxiong (Chuan xiong) und

füge hinzu

Arillus Longan (Long yan rou),
Radix Salviae miltiorrhizae (Dan shen) und
Caulis Spatholobi (Ji xue teng)

zur Behandlung von posttraumatischem Blut- und *Qi*-Mangel, einschließlich Operationen, aber auch bei Leukopenie und Thrombozytopenie nach Bestrahlung und Chemotherapie.

141. Füge hinzu

Radix Trichosanthis (Tian hua fen),
Radix Bupleuri (Chai hu),
Cortex Phellodendri (Huang bai),
Radix Scutellariae (Huang qin),
Rhizoma Coptidis (Huang lian),
Radix Platycodi (Jie geng),
Fructus Foeniculi (Xiao hui xiang),
Fructus Gardeniae (Zhi zi),
Radix Glycyrrhizae (Gan cao),
Herba Menthae (Bo he) und
Fructus Arctii (Niu bang zi),

um *Chai Hu Qing Gan Tang* herzustellen. Diese Rezeptur behandelt innere Hitze, die mit dunkler Haut, Spannung und Juckreiz des Abdomens, Lymphadenitis und chronischer Tonsillitis einhergeht.

142. Lasse weg

Rhizoma Chuanxiong (Chuan xiong) und

füge hinzu

Radix Ophiopogonis (Mai dong),
Radix Asparagi (Tian dong),
Pericarpium Citri reticulatae (Chen pi),
Rhizoma Atractylodis (Cang zhu),
Cortex Phellodendri (Huang bai),
Rhizoma Anemarrhenae (Zhi mu) und
Radix Glycyrrhizae (Gan cao),

um *Zi Yin Jiang Huo Tang* herzustellen. Mit dieser Rezeptur behandelt man Nachtschweiß, trockenen Mund, Asthma und Husten mit zähem Sputum, rekurrente mäßig erhöhte Temperaturen, trockenen Stuhl und Spermatorrhö aufgrund von Nässe-Hitze.

143. Füge hinzu

Pericarpium Citri reticulatae (Chen pi),
Rhizoma Pinelliae (Ban xia),
Rhizoma Atractylodis macrocephalae (Bai zhu),
Poria (Fu ling),
Radix Ginseng (Ren shen),
Radix Saposhnikoviae (Fang feng),
Rhizoma seu Radix Notopterygii (Qiang huo),

Radix Bupleuri (Chai hu),
Ramulus Cinnamomi (Gui zhi),
Radix Gentianae macrophyllae (Qin jiao),
Radix Glycyrrhizae (Gan cao),
Fructus Jujubae (Da zao) und
Rhizoma Zingiberis recens (Sheng jiang),

um *Jia Wei Ba Xian Tang* herzustellen. Diese Rezeptur behandelt schlaffe Atrophie und Schmerzen der unteren Extremitäten, wenn Nässe und Kälte die Meridiane und die Verbindungsgefäße verlegen in Verbindung mit Blut-Mangel, so daß das Blut die Sehnen nicht nähren kann, und Milz-Schwäche.

144. Lasse weg

Rhizoma Chuanxiong (Chuan xiong) und

füge hinzu

Radix Rehmanniae (Sheng di huang),
Radix Ginseng (Ren shen),
Pericarpium Citri reticulatae (Chen pi),
Fructus Psoraleae (Bu gu zhi),
Cortex Eucommiae (Du zhong),
Poria (Fu ling),
Fructus Foeniculi (Xiao hui xiang),
Rhizoma Anemarrhenae (Zhi mu),
Cortex Phellodendri (Huang bai) und
Radix Glycyrrhizae (Gan cao),

um *Bu Yin Tang* herzustellen. Mit dieser Rezeptur behandelt man lumbale Schmerzen bei Nieren-Yin-Mangel.

145. Füge hinzu

Rhizoma Anemarrhenae (Zhi mu),
Radix Scutellariae (Huang qin),
Cortex Phellodendri (Huang bai),
Radix Bupleuri (Chai hu),

Radix Angelicae dahuricae (Bai zhi) und
Rhizoma Cyperi (Xiang fu),

um *Zi Shen Tong Er Tang* herzustellen. Mit dieser Rezeptur behandelt man Schwerhörigkeit und Tinnitus wegen Nieren-Yin-Mangel im Alter.

146. Füge hinzu

Cortex Cinnamomi (Rou gui),
Rhizoma Atractylodis macrocephalae (Bai zhu) und
Radix Glycyrrhizae (Gan cao),

um *Lian Zhu Yin* herzustellen. Diese Rezeptur behandelt Palpitationen, Tinnitus und „schwimmende" Ödeme im Gesicht bei Leere-Zuständen.

147. Füge hinzu

Semen Persicae (Tao ren),
Poria (Fu ling),
Radix Achyranthis bidentatae (Niu xi),
Radix Saposhnikoviae (Fang feng),

Radix Gentianae macrophyllae (Qin jiao),
Pericarpium Citri reticulatae (Chen pi),
Radix Angelicae dahuricae (Bai zhi),
Radix Stephaniae tetrandrae (Fang ji),
Rhizoma seu Radix Notopterygii (Qiang huo),
Radix Clematidis (Wei ling xiang) und
Radix Glycyrrhizae (Gan cao),

um *Shu Jing Huo Xue Tang* herzustellen. Diese Rezeptur behandelt *bi zheng* Gelenkschmerzen aufgrund von Wind und Nässe, kompliziert durch eine Blut-Stase und Nässe in der Milz.

148. Füge hinzu

Rhizoma Atractylodis macrocephalae (Bai zhu),
Poria (Fu ling),
Radix Astragali (Huang qi),
Ramulus Cinnamomi (Gui zhi),
Radix Saposhnikoviae (Fang feng) und
Radix lateralis Aconiti praeparata (Fu zi),

um *Shi Wei Zuo San* herzustellen. Diese Rezeptur behandelt das „40 Jahre Handgelenk" und die „50 Jahre Schulter" genauso wie auch andere Bi-Syndrome, die durch Blut-Stase und Blut-Mangel sowie Kälte und Nässe charakterisiert sind.

149. Füge hinzu

Radix Angelicae pubescentis (Du huo),
Ramulus Taxilli (Sang ji sheng),
Radix Gentianae macrophyllae (Qin jiao),
Radix Saposhnikoviae (Fang feng),
Herba Asari (Xi xin),
Cortex Eucommiae (Du zhong),
Radix Achyranthis bidentatae (Niu xi),

Radix Ginseng (Ren shen),
Poria (Fu ling),
Cortex Cinnamomi (Rou gui) und
Radix Glycyrrhizae tosta (Zhi gan cao),

um *Du Huo Ji Sheng Tang* herzustellen. Diese Rezeptur behandelt ein Bi-Syndrom aufgrund von Wind-Nässe kompliziert durch Leber- und Nieren-Schwäche.

150. Ersetze

Radix Rehmanniae praeparata (Shu di huang) durch Radix Rehmanniae (Sheng di huang) und

füge hinzu

Rhizoma Anemarrhenae (Zhi mu),
Cortex Phellodendri (Huang bai),
Radix Ophiopogonis (Mai dong),
Radix Scrophulariae (Xuan shen),

Cortex Moutan (Mu dan pi),
Fructus Schisandrae (Wu wei zi) und
Radix Bupleuri (Chai hu),

um *Qing Re Bu Xue Tang* herzustellen. Diese Rezeptur behandelt Geschwüre im Mund bei Candidiasis aufgrund einer Leere-Hitze-Symptomatik.

151. Füge hinzu

Fructus Tribuli (Ji li),
Radix Saposhnikoviae (Fang feng),
Herba Schizonepetae (Jing jie),
Radix Astragali (Huang qi),
Radix Polygoni multiflori (He shou wu) und
Radix Glycyrrhizae (Gan cao),

um *Dang Gui Yin Zi Tang* herzustellen. Diese Rezeptur behandelt trockenes Blut und Wind-Hitze-Jucken sowie Irritationen der Haut.

152. Lasse weg

Radix Rehmanniae praeparata (Shu di huang) und

füge hinzu

Cortex Moutan (Mu dan pi),
Semen Persicae (Tao ren),
Ramulus Cinnamomi (Gui zhi),
Herba Agastachis rugosae (Huo xiang),

Rhizoma Atractylodis macrocephalae (Bai zhu) und
Radix Ginseng (Ren shen) Flos Carthami (Hong hua),
um *She Zun Yin* herzustellen. Diese Rezeptur behandelt Schmerzen im Unterbauch während der Menstruation oder auch während der Schwangerschaft verursacht durch Blut-Stase.

153. Füge hinzu

Rhizoma Atractylodis macrocephalae (Bai zhu),
Poria (Fu ling),
Pericarpium Citri reticulatae (Chen pi),
Radix Linderae (Wu yao),
Rhizoma Cyperi (Xiang fu),
Cortex Moutan (Mu dan pi),
Herba Leonuri (Yi mu cao),
Fructus Jujubae (Da zao),
Radix Glycyrrhizae (Gan cao) und
Rhizoma Zingiberis recens (Sheng jiang),

um *Xiong Gui Tiao Xue Yin* herzustellen. Mit dieser Rezeptur behandelt man ein breites Spektrum postpartaler Erkrankungen aufgrund von Blut-Stase und gestauten Lochien, kompliziert durch Milz-Mangel und *Qi*-Stagnation. Sie kann auch zur Therapie menopausaler Störungen wie Tinnitus, Palpitationen und Schwindel benutzt werden.

154. Lasse weg

Radix Rehmanniae praeparata (Shu di huang) und

füge hinzu

Rhizoma Atractylodis macrocephalae (Bai zhu) und
Radix Scutellariae (Huang qin),

um *Dang Gui San* herzustellen. Mit dieser Rezeptur behandelt man rastlose Bewegungen des Fötus und drohenden Abort aufgrund eines *Qi*-Mangels und bösartiger Hitze.

155. Füge hinzu

Radix Platycodi (Jie geng),
Radix Ginseng (Ren shen),
Fructus Gardeniae (Zhi zi),
Rhizoma Coptidis (Huang lian),
Radix Angelicae dahuricae (Bai zhi),
Fructus Viticis (Man jing zi),
Radix Glycyrrhizae (Gan cao),
Medulla Junci (Deng xin cao),
Flos Chrysanthemi (Ju hua),

Radix Rehmanniae (Sheng di huang) und
Folium Camelliae (Qing cha),

um *Zi Sheng Ming Mu Tang.* Mit dieser Rezeptur behandelt man Erkrankungen des Auges, einschließlich geröteter, juckender und tränender Augen bei Allergien wegen Yin-Mangel mit aufwärtssteigender Leber-Hitze.

156. Lasse weg

Radix Rehmanniae praeparata (Shu di huang) und

füge hinzu

Radix Ginseng (Ren shen),
Rhizoma Atractylodis macrocephalae (Bai zhu),
Poria (Fu ling),
Spina Gleditsiae (Zao jiao ci),
Radix Angelicae dahuricae (Bai zhi),
Radix Astragali (Huang qi),
Flos Lonicerae (Jin yin hua) und
Radix Glycyrrhizae (Gan cao),

um *Tuo Li Xiao Du Yin* herzustellen. Mit dieser Rezeptur behandelt man ulzeröse Läsionen, Otorrhö und Lymphadenitis von Patienten mit einem ausgeprägten Schwächezustand.

157. Lasse weg

Radix Rehmanniae praeparata (Shu di huang) und

füge hinzu

Concha Ostreae (Mu li),
Radix et Rhizoma Rhei (Da huang),
Rhizoma Cimicifugae (Sheng ma),
Radix Astragali (Huang qi),
Flos Lonicerae (Jin yin hua),
Radix Glycyrrhizae (Gan cao) und
Radix Lithospermi (Zi cao),

um *Zi Geng Mu Li Tang* herzustellen. Mit dieser Rezeptur behandellt man chronische toxische Schwellungen und Ulzerationen durch Hitze im Blut, wenn diese durch Leere kompliziert wird.

158. Lasse weg

Radix Rehmanniae praeparata (Shu di huang) und

füge hinzu

Ramulus Cinnamomi (Gui zhi),
Radix Angelicae dahuricae (Bai zhi),
Radix Platycodi (Jie geng),

Radix Astragali (Huang qi),
Radix Aucklandiae (Mu xiang),
Radix Linderae (Wu yao),
Cortex Magnoliae officinalis (Hou po),
Fructus Aurantii (Zhi qiao),
Semen Arecae (Bing lang),
Folium Perillae (Zi su ye),
Radix Saposhnikoviae (Fang feng) und
Radix Glycyrrhizae (Gan cao),

um *Shi Liu Wei Liu Qi Yin* herzustellen. Mit dieser Rezeptur behandelt man Karbunkel, fibrozystische Brusterkrankungen und intraduktale Papillome sowie eine zervikale Lymphadenopathie aufgrund von *Qi*-Stagnation und Blut-Stase, kompliziert durch Leere.

159. Ersetze

Radix Paeoniae alba (Bai shao) durch Radix Paeoniae rubra (Chi shao) und

füge hinzu

Herba Schizonepetae (Jing jie),
Cortex Dictamni (Bai xian pi),
Herba Menthae (Bo he),
Radix Bupleuri (Chai hu),
Radix Saposhnikoviae (Fang feng),
Periostracum Cicadae (Chan tui),
Radix Angelicae pubescentis (Du huo) und
Fructus Jujubae (Da zao),

um *Si Wu Xiao Feng Yin* herzustellen. Mit dieser Rezeptur behandelt man inneren Blut-Mangel sowie Urtikaria, Ekzeme, Psoriasis und Pruritus, verursacht durch Eindringen äußeren Windes.

160. Ersetze

Radix Rehmanniae praeparata (Shu di huang) durch Radix Rehmanniae (Sheng di huang) und

füge hinzu

Radix Scutellariae (Huang qin),
Poria (Fu ling),
Pericarpium Citri reticulatae (Chen pi),
Radix Glycyrrhizae (Gan cao) und
Rhizoma Zingiberis recens (Sheng jiang),

um *Liang Xue Si Wu Tang* herzustellen. Mit dieser Rezeptur kühlt man das Blut und löst Stauungen bei der Behandlung der Akne rosacea.

Diese Liste der *Si Wu Tang* Modifikationen ist nicht vollständig. Sie gibt vielmehr nur einige der wichtigsten Variationen wieder.

Da *Ba Zhen Tang* (Acht Perlen Dekokt) aus der Kombination von *Si Wu Tang* und *Si Jun Zi Tang* entstanden ist, können viele weitere Rezepturen, die sowohl in der inneren TCM als auch in der gynäkologischen TCM benutzt werden, unter diesem Begriff gefunden werden.

Zusätzlich sollte der interessierte Leser folgendes Werk lesen:

Dan-Xi: The Heart and The Essence of *Dan-Xi's* Methods of Treatment. A Translation of The *Dan Yi Zhi Fa Xin Yao*. Dieses Werk habe ich oben wegen zahlreicher Modifikationen von Si Wu Tang häufig zitiert. Hier erfährt man noch mehr über Diagnostik und Behandlung des umgekehrt aufsteigenden *Qi*.

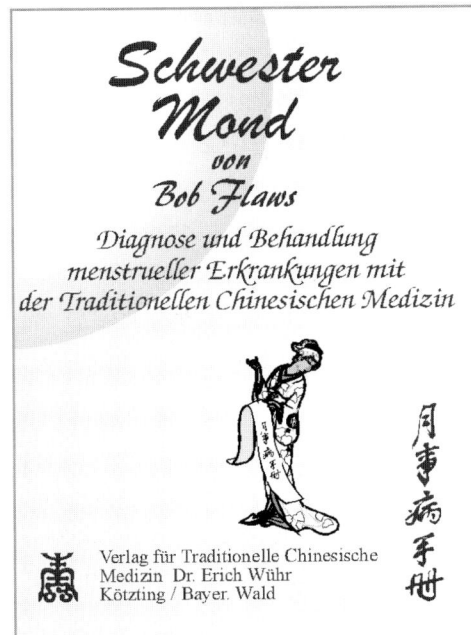

NOTIZEN